레지던트를 위한

혈액투석 첫걸음

지은이 : 門川俊明

옮긴이 : 장재희

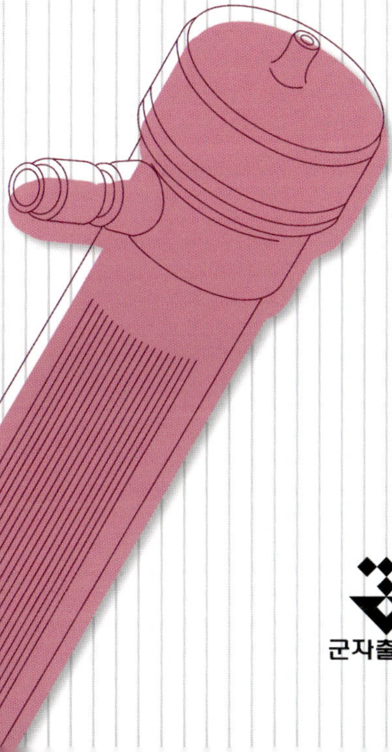

군자출판사

레지던트를 위한

혈액투석 첫걸음

첫째판 1쇄 인쇄	2013년 6월 25일
첫째판 1쇄 발행	2013년 7월 5일
2쇄 발행	2016년 5월 16일
3쇄 발행	2018년 9월 19일
4쇄 발행	2020년 1월 17일
5쇄 발행	2022년 7월 5일

지 은 이 門川俊明
옮 긴 이 장재희
발 행 인 장주연
출 판 기 획 김지은
편집디자인 정미영
표지디자인 김민경
발 행 처 군자출판사(주)
등록 제4-139호(1991.6.24)
본사 (10881) **파주출판단지** 경기도 파주시 회동길 338(서패동 474-1)
전화 (031) 943-1888 팩스 (031) 955-9545
www.koonja.co.kr

Authorized translation from the Japanese language edition, entitled
レジデントのための血液透析患者マネジメント
ISBN:978-4-260-01387-1 by 門川俊明
Published by IGAKU-SHOIN LTD., TOKYO Copyright © 2011

ISBN 978-89-6278-722-1
정가 24,000원

역자서문

투석에 관한 매뉴얼, 핸드북은 몇 가지가 시중에 나와 있습니다. 하지만 전공의들이 읽기에는 쉽지 않을 것이라고 생각합니다. 저도 Kt/V라는 단어만 들어도 난감했던 시절이 있었습니다. 그래서 굳이 '레지던트를 위한'이라는 제목이 붙어있는 책을 선택했던 것입니다.

이 책의 가장 큰 장점이라면 투석환자를 위한 내과적 치료와 약물 처방법에 대해서 충분히 다루고 있는 점입니다. 일독하시면 병동에서 투석환자를 관리하는 데 대단히 유용할 것입니다. 두 번째 장점은 plasmapheresis에 대한 개괄입니다. 일반 교과서에서 찾아보기 힘든 다양한 형태의 치료법을 소개하고 있어서 많은 참고가 되시리라 믿습니다.

하지만 일본서적인 만큼 일본의 기자재를 위주로 하고 있어서 낯선 부분이 있습니다. 또한 투석의 적절성 부분에서 이론적 설명을 과감히 단순화해서 쉽게 읽히지만, 그만큼 내용이 빈약하게 느껴지는 것은 어쩔 수 없습니다. 다음 판에서 보충이 이루어지길 기대합니다.

제가 이런 간단한 책자나마 번역할 수 있었던 것은 모두 최소연 선생님 덕분이라 하겠습니다. 바쁘신 중에도 수시로 저희 레지던트에게 Daugirdas의 핸드북과 K/DOQI 가이드라인을 리뷰해주시던 모습이 추억에 남습니다. 선생님의 건승을 기도드립니다. 아울러 번역의 기회를 주신 군자출판사 외서부 여러분, 기획부 김지은 과장님께 감사를 전하고 싶습니다.

2013년 5월 장재희

혈액투석이라 하면, 전문적인 테크닉이 필요한, 전문가 밖에 할 수 없는 영역처럼 생각되고 있다. 레지던트가 투석환자를 담당하게 되는 경우에도, 아무 것도 모른 채 투석센터의 전문의 선생님께 맡겨버리게 되는 것은 아닌지. 확실히 혈액투석환자의 매니지먼트에는 전문적인 지식이 필요하지만, 결코 숙련된 기술이 필요한 것은 아니다.

투석환자의 수는 매년 늘어나서, 이제는 투석과 관계없는 분야를 전문으로 하더라도, 실제로 투석환자를 보게 되는 경우가 많아졌다. 자신이 담당하게 된 환자의 신기능이 저하되어, 혈액투석을 시행할지 말지의 판단에 직면하는 경우도 있을 지 모르겠다. 따라서 레지던트는 스스로 혈액투석을 하지는 못하더라도, 혈액투석환자를 진료하는 힘, 매니지먼트하는 힘은 필요한 것이다. 예를 들어, 스스로 심도자 검사를 하진 못해도, 그 결과를 평가해서 치료방침을 세울 수는 있어야 하는 것과 마찬가지다.

그러나 혈액투석에 관해 배우고 싶어도, 상당히 장애물이 높다. 학생시절에 혈액투석에 대해 배울 기회는 적고, 교과서에는 혈액투석에 대해 거의 적혀있지 않다. 혈액투석환자를 담당하게 되어 서점에서 혈액투석 책을 찾아봐도, 어느 것이나 전문가에 의한, 전문가를 위한 서적뿐이라 주저하게 된다. 이런 책들은 스스로 혈액투석을 시행하는 사람들을 위한 책이기 때문에, 여러분 레지던트와는 시점이 어긋난 것이다.

저자는 9년 정도 전부터 본원에서 신장내과를 로테이션하는 레지던트를 위해 「신장내과 연수의를 위한 투석 매뉴얼」이라는 소책자를 만들어 배포했다. 이번에 이 소책자를 기본으로 하여, 많은 사람들이 읽을 수 있도록 서적화한 것이 이 책이다.

머리말

이 책은 직접 혈액투석을 하지는 않지만 혈액투석환자를 매니지먼트할 기회가 있는 레지던트에게 기본적인 혈액투석에 대한 지식과 혈액투석환자를 담당하게 되었을 때 매니지먼트하는 방법을 전하는 것을 목적으로 하고 있다. 신장내과를 연수할 때는 물론, 다른 과를 연수하는 중에 투석환자를 맡게되는 경우에도 듬직한 한 권의 책이 될 것이다. 또한 이제부터 투석전문의가 되려고 마음먹은 의사에게도 적당한 책이라 생각한다.

제1장에서는 혈액투석의 사고방식을 기본부터 배우는 것을 목적으로 하였다. 투석전문의가 실제로 시행하는 혈액투석 처방의 발상을 이해하는 것을 목표로 하고 있다. 제2장에서는 도입 전후의 가장 어려운 시기를 매니지하는 방법을 해설했다. 제3장에서는 유지혈액투석 환자를 담당할 때 필요한 합병증의 관리나 투약 등에 대해 정리했다. 제4장에서는 급성신장애에 포커스를 두었다. 제 5장에서는 특수한 혈액정화요법에 대해서 논했다.

본서는 소책자로서는 드물게, 「통독해서 이해한다」는 것에 중점을 둔 책이다. 특히, 제 1장은 「투석을 (전문으로) 하는 의사의 머리 속을 이해한다」라는 의미로, 꼭 통독해주었으면 한다. 이 책 한 권으로 혈액투석에 저항감이 없어지고, 더욱 적절한 투석환자 매니지먼트를 할 수 있게 된다면 기쁘겠다. 그리고 투석전문의의 길로 나아가려는 분들이 나온다면 대만족이다.

추가로 저자가 「자가제(自家製) 매뉴얼」을 서적화하는 데 좀처럼 기분이 내키지 않았던 이유가 1가지 있다. 혈액투석은 시설, 투석의에 따라, 각기 유파(流派)와 비슷한 것이 있어, 스스로의 방식을 다른 시설에 계신 분들께 소개하는데 저항감이 있었던 것이다. 저자 스스로 9년간이라는 시간 동안 본서의 내용을 숙성시키긴 했지만, 「우리 시설에서는 이런 식으로 하고 있다」「본서에 적힌 방법보다 더 좋은 방법이 있다」라는 지적이 있으면, 부디 가르쳐 주시길 기꺼이 바란다.

2011년 6월 門川俊明

CONTENTS

본서에서 사용되는 약어 일람

ACE 억제제	angiotensin converting enzyme inhibitor : 안지오텐신전환효소억제제
ACT	activated coagulation(clotting) time : 활성화전혈응고시간
ADME	absorption, distribution, metabolism, excretion : (약물의) 흡수, 분포, 대사, 배설
ADQI	Acute Dialysis quality Initiative
AKI	acute kidney injury : 급성신장손상
AKIN	Acute Kidney Injury Network
ANCA	anti-neutrophil cytoplasmic antibody : 항호중구세포질항체
ANP	atrial natriuretic peptide : 심방성 나트륨이뇨펩티드
APD	automated peritoneal dialysis : 자동복막투석
APTT	activated partial thromboplastin time : 활성화 트롬보플라스틴 타임
ARB	angiotensin II receptor blocker : 안지오텐신 II 수용체 차단제
ARDS	acute respiratory distress syndrome : 급성호흡곤란증후군
ASO	anti-streptolysin O : 항스트렙토리신 O
AVF	arteriovenous fistula : 자기혈관을 사용한 동정맥션트
AVG	arteriovenous graft : 인공혈관을 사용한 동정맥션트
BAP	bone alkaline phosphatase : 뼈 알칼리인산분해효소
BUN	blood urea nitrogen : 혈중 요소질소
CAG	coronary angiography : 관상동맥혈관조영술
CAVHD	continuous arteriovenous hemodialysis : 지속적동정맥혈액투석
Ccr	creatinine clearance : 크레아티닌 클리어런스
CCT	celite-activated coagulation(clotting) time : 셀라이트 활성 전혈응고시간
CDA	cellulose diacetate
CHD	continuous hemodialysis : 지속적혈액투석
CHDF	continuous hemodiafiltration : 지속적혈액여과투석
CIN	contrast-induced nephropathy : 조영제신증
CKD	chronic kidney disease : 만성신장병

CKD-MBD	CKD-mineral and bone disorder : 만성신장병에 동반된 뼈 · 미네랄 대상이상
Cr	creatinine : 크레아티닌
CRRT	continuous renal replacement therapy : 지속적신대체요법
CTA	cellulose triacetate
CTR	cardiothoracic ratio : 심흉비
CVD	cardiovascular disease : 심혈관질환
CVVHD	continuous venovenous hemodialysis : 지속적정정맥혈액투석
DA	darbepoetin
DFPP	double filtration plasmapheresis : 이중막여과법
DHP	direct hemoperfusion : 직접혈액흡착법
E-PTFE	expanded-polytetrafluoroethylene : 신전가공테플론
ECUM	extracorporeal ultrafiltration method
EGDT	early goal-directed therapy
EPO	erythropoietin
EPS	encapsulating peritoneal sclerosis : 피낭성복막경화증
ESA	erythropoiesis stimulating agent : 적혈구조혈촉진제
ESRD	end stage renal disease
EVAL	ethylene vinyl alcohol
FE_{Na}	fractional excretion of sodium : 나트륨 배설분획
FE_{UN}	fractional excretion of urea nitrogen : 요소질소 배설분획
FFP	fresh frozen plasma : 신선동결혈장
GCAP	granulocytapheresis : 과립구흡착요법
GFR	glomerular filtration rate : 사구체여과율
HD	hemodialysis : 혈액투석
HDF	hemofiltration : 혈액여과투석
HES	hydroxylethyl starch
HF	hemofiltration : 혈액여과
HIT	heparin-induce thrombocytopenia : 헤파린유인성 혈소판감소증
HUS	hemolytic uremic syndrome : 용혈요독증후군

IVIG	intravenous immunoglobulin : 인간면역글로불린 정맥주사
K/DOQI	Kidney Disease Outcomes Quality Initiative
Kt/V	표준화투석량
LCAP	luekocytapheresis : 백혈구제거요법
NSAIDs	non-steroidal anti-inflammatory drugs : 비스테로이드성항염증약
NSF	nephrogenic systemic fibrosis : 신성전신성섬유증
PA	plasma adsorption : 혈장흡착법
PA	polyamide
PAN	polyacrylonitrile
PE	plasma exchange : 혈장교환
PEIT	percutaneous ethanol injection therapy : 경피적에탄올주입요법
PEPA	polyester polymer alloy
PES	polyethersulphone
PMMA	polymethylmethacrylate
PS	polysulfone
PTA	percutaneous transluminal angioplasty : 경피적혈관형성술
PTH	parathyroid hormone, parathormone : 부갑상선호르몬
PTX	parathyroidectomy : 부갑상선적출술
PV	plasma volume : 체내혈장량
Q_B	blood flow rate : 혈류량
Q_D	dialysate flow rate : 투석액유량
Q_E	blood fluid removal rate : 제수속도
Q_S	replacement(substitusion) flow rate : 치환액(보충액)유량
rHuEPO	recombinent human erythropoietin : 유전자재조합 사람 에리쓰로포에틴
RPGN	rapidly progressive glomerulonephritis : 급속진행성사구체신염
SLED	sustained low efficiency dialysis : 지속적 저효율 혈액투석
TMA	thrombotic microangiopathy : 혈전성 미소혈관병증
TSAT	transferrin saturation : 트랜스페린 포화도
TTP	thrombotic thrombocytopenic purpura : 혈전성혈소판감소성자반증

UN	urea nitrogen : 요소질소
URR	urea reduction ration : 요소제거율
Vd	분포용적
VRAD	virus removal and eradication by DFPP

제 1 장

매니지먼트에 필요한 혈액투석의 기초지식

「혈액투석을 시행한다」라는 것은, 4시간 동안 일률적인 치료를 한다는 뜻으로 들릴지도 모르지만, 실제로는 환자의 상태에 맞춰서 투석조건을 변화시켜 가면서 오더-메이드(order made) 치료를 하고 있는 것이다. 투석전문의의 실력이 드러나는 포인트는 환자의 병태에 맞게 혈액투석을 할 수 있느냐 없느냐 하는 점이다. 이렇게 환자에 맞춰 혈액투석의 조건을 설정하는 것을 「혈액투석을 처방한다」라고 한다.

본서는 스스로 혈액투석을 할 수 있게 되는 것을 목표로 한 책은 아니지만, 투석환자의 매니지먼트를 하기 위해서는 혈액투석이 어떤 것이고, 투석전문의가 어떤 생각으로 혈액투석을 처방하고 있는지 이해해야 한다. 본장에서 혈액투석 처방의 기본적인 사고방식을 이해하자.

1 혈액투석처방 = 투석량과 제수량을 결정한다

혈액투석 콘솔(console, 계기판)을 보아주길 바란다(그림 1-1).

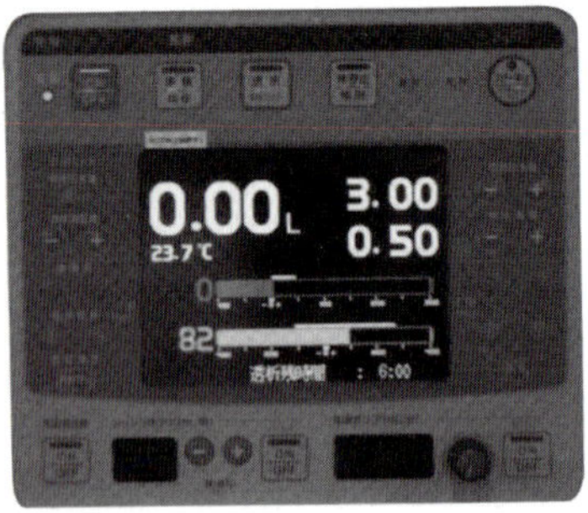

그림 1-1. 혈액투석의 콘솔(console)

많은 설정 스위치가 있다. 최종적으로는 모든 스위치를 이해해서 설정하지 않으면 안되지만, 의사의 입장에서 이 콘솔을 보았을 때는 2개의 다이얼이 있다고 이해하면 된다(그림 1-2).

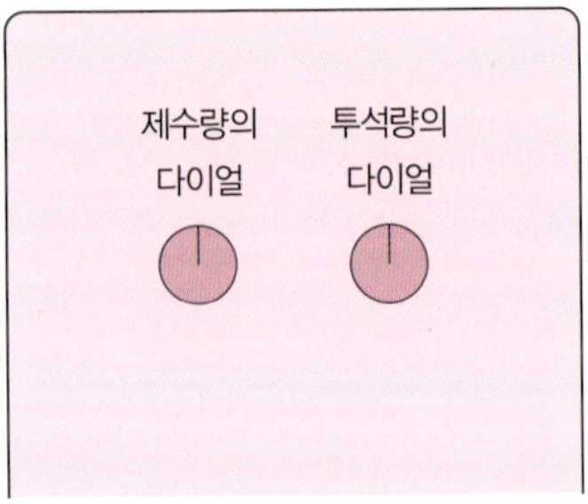

그림 1-2. 상상 속의 혈액투석 콘솔

1개의 다이얼은 제수량(除水量, 수분제거량)의 다이얼이고, 또 1개는 투석량(용질을 얼마나 제거할 것인가)의 다이얼이다. 각각의 다이얼은 독립적으로 설정하는 것이 가능하다. 예를 들어, 「수분제거를 위주로 하고, 투석은 그다지 걸지 않아도 좋다」 라던가 「제수량은 적게 하고, 투석량을 제대로 걸고 싶다」는 등. 즉, 이 2개의 다이얼을 설정하는 일이 바로 혈액투석을 처방한다는 것이 된다.

제수량의 다이얼은 실제로 콘솔에 있지만, 유감스럽게도 투석량의 다이얼은 콘솔에 없다. 몇 가지 변수(parameter)를 조절함으로써, 머리 속에서 투석량 다이얼을 조정하는 것이다.

Point

혈액투석 처방의 90%는 투석량과 제수량을 결정하는 것이다.

2 혈액투석의 원리

구체적인 혈액투석 처방에 대한 이야기를 하기 전에, 우선 혈액투석의 원리에 대해 이해해 두자.

(1) 다이얼라이저(dialyzer, 투석기)의 구조

혈액투석의 중심이 되는 기구는 다이얼라이저, 혹은 인공신장이으로 불리는 기구이다. 현재는 중공사(中空絲, hollow-fiber) 타입의 다이얼라이저가 대부분이다(그림 1-3).

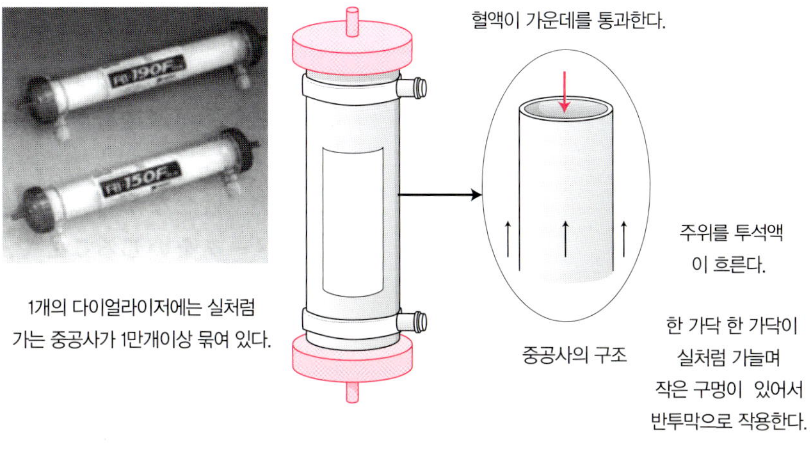

그림 1-3. 중공사 타입 다이얼라이저(a)와 그 구조(b)

「門川俊明 外 : ダイアライザー, 透析導入テキスト (村井 勝 監修), p.51, 2005, 南江堂」의 허가를 얻어 변경, 전재

1개의 다이얼라이저에는 약 1만 가닥의 「중공사(中空絲, hollow-fiber)」라 불리는, 유리 섬유와 같은 것들이 모여있다. 중공사란 말 그대로, 가운데가 빨대와 같은 구조로 되어 있어 가운데를 혈액이 통하고, 주위에 투석액이 흐를 수 있는 구조로 되어 있다. 더구나 중공사에는 대단히 작은 구멍이 나 있어, 물이나 전해질, 작은 분자는 통과하지만, 단백질이나 혈구성분은 통하지 않도록 되어 있다. 이것을 반투막(半透膜) 구조라고 한다(그림 1-4).

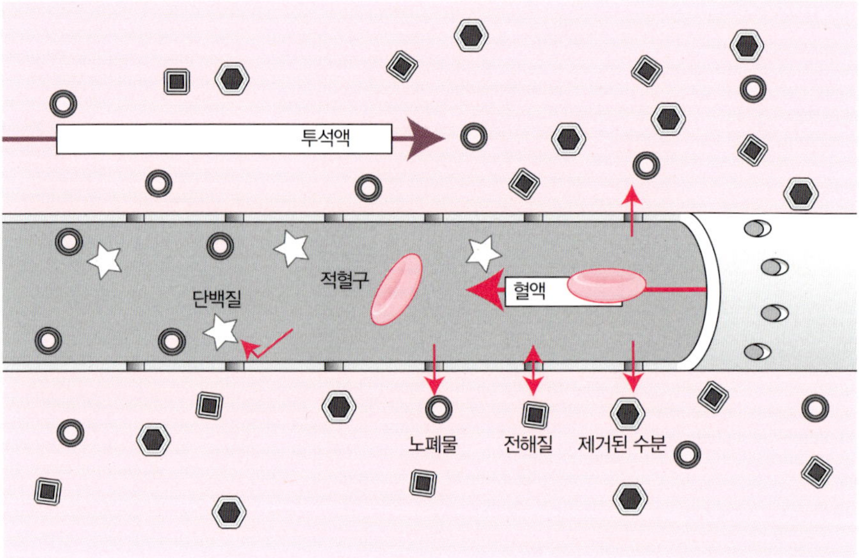

그림 1-4. 중공사 다이얼라이저에서 일어나는 일

(2) 첫 번째 원리 : 확산

중공사를 통과하는 혈액과 투석액 사이에서 반투막을 통해 확산현상이 일어나는 것이, 혈액투석 원리 가운데 하나이다.

확산이란 서로 다른 농도의 용액이 만났을 때, 서로 농도가 같아 지도록 용질, 용매가 이동하는 것이므로, 신부전 환자의 혈액성분 중에서 농도를 낮추고 싶은 것(K, P, 요독물질 등)은 투석액 중의 농도를 낮추고, (혈액성분 중의) 농도를 올리고 싶은 것(Ca, 중탄산)은 투석액 중의 농도를 올린다. 그렇게 하면, 확산현상에 의해, 혈액농도를 적정하게 보정할 수 있게 된다. 반투막이므로 알부민 등의 단백질이나 혈구성분은 빠져 나가지 않는다.

표준적인 투석액의 농도는 이하와 같다.

- Na : 140 mEq/l
- K : 2 mEq/l
- Ca : 3 mEq/l
- P : 0
- 중탄산(HCO_3^-): 25 mEq/l

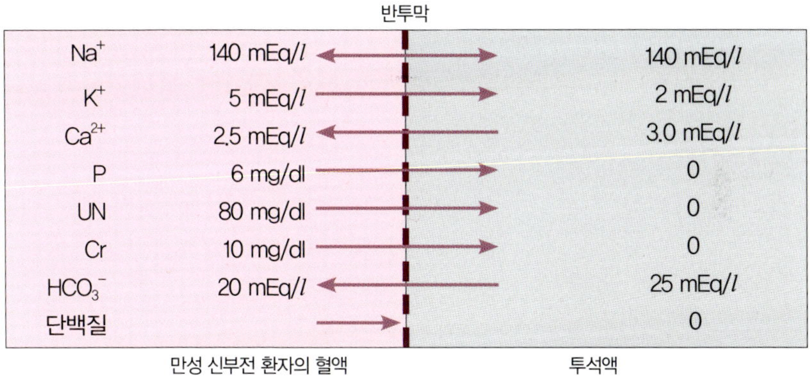

그림 1–5. 확산현상에 의해, 전해질 농도가 정리되고, 용질이 제거된다

이런 투석액과 신부전 환자의 혈액이 접하면, 그림 1-5와 같이 확산현상이 일어나 Na 농도는 그대로, K 농도는 감소, Ca 농도는 증가, P 농도는 감소, 요독물질 (Cr이나 Urea Nitrogen 등)의 농도는 감소, 중탄산 농도는 상승한다. 단백질은 반투막을 통과할 수 없다.

(3) 두 번째 원리 : 한외여과 [ultrafiltration, 限外濾過]

확산이라는 현상에 의해 신장 기능 가운데, 전해질, 산염기 평형의 유지, 요독물질 배설이라는 부분은 대신할 수 있지만, 수분 배설은 해결할 수 없다. 과잉한 수분의 배설은 한외여과(Ultrafiltration)이라는 원리로 가능해진다.

수분을 제거하기 위해서는 혈액 쪽에 약간의 양압을 걸어 주던가, 투석액 쪽에 약간의 음압을 걸어줌으로써 제거할 수 있다. 한외여과를 시행하면, 수분과 함께 투석막의 세공(細孔)을 통해 혈중 Na, K, Ca, P, 요독물질이 일제히 제거되지만, 농도는 변하지 않는다. 단백질은 세공(細孔)을 통과할 수 없으므로 오히려 다소 농축된다(그림 1-6).

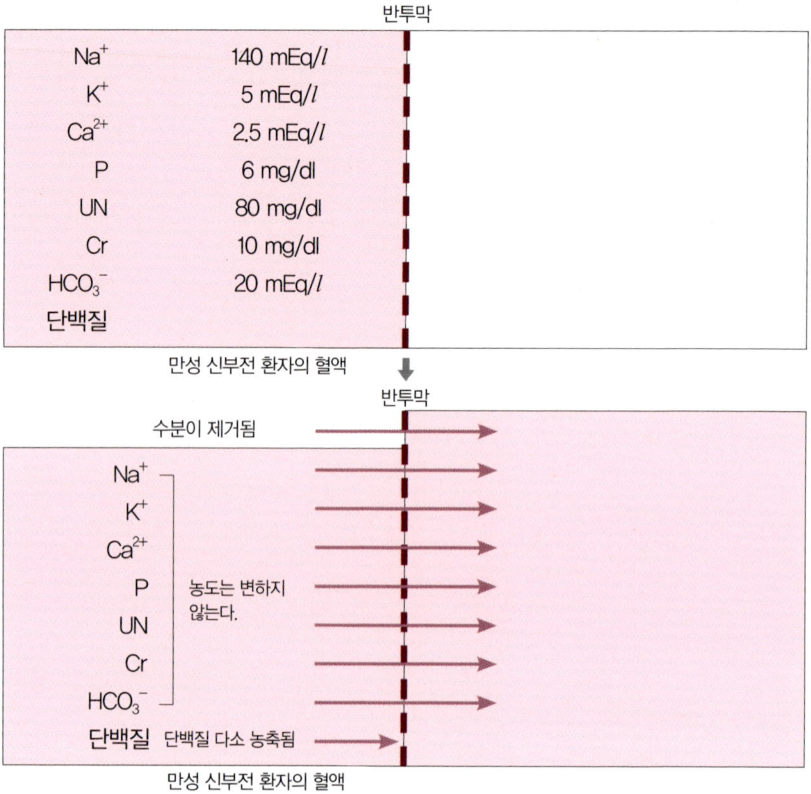

그림 1-6. 한외여과(Ultrafiltration)에 의해, 수분이 제거되었다

(4) 혈액투석을 처방한다

위와 같이 혈액투석이란 「확산에 의해 용질 제거」와 「한외여과에 의한 수분 제거」를 행하는 것이라 할 수 있다. 이 두 가지는 별도로 설정할 수 있으므로, 혈액투석을 처방할 때는, 투석(량)을 얼마나 걸어줄 것인가(얼마나 용질을 제거할지), 수분을 얼마나 제거할 것인가를 각각 나눠서 적절한 조건을 찾는 것이 중요하다.

Point

혈액투석의 처방은 투석량과 제수량을 나눠서 각각의 적절한 조건을 찾는 것이다.

(5) 혈액투석의 생김새

혈관 접근(vascular access) 부위에 천자한 바늘에서 혈액을 체외로 빼내고, 다이얼라이저를 사용해 혈액에 남은 노폐물을 제거해 수분과 전해질의 균형을 잡아서, 정화된 혈액을 다시 체내로 되돌린다(그림 1-7). 1회 4시간을 주 3회 행하는 것이 (일본의) 표준적인 치료이다.

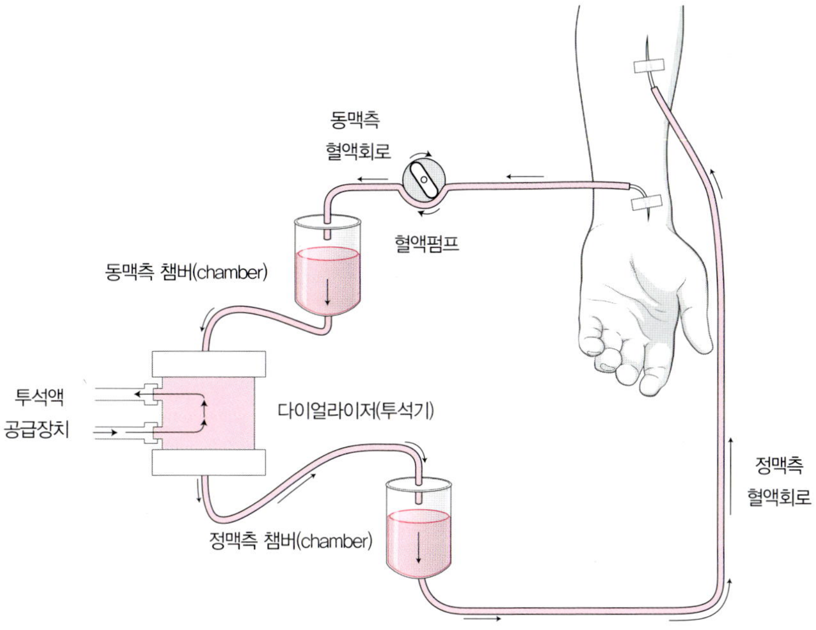

그림 1-7. 혈액투석의 생김새

「門川俊明 外 : ダイアライザー, 透析導入テキスト (村井 勝 監修), p.49, 2005, 南江堂」의 허가를 얻어 변경, 전재

3 투석량을 결정하는 인자(因子)

혈액투석을 처방하는 이야기로 돌아가자. 지금까지의 이야기에서 혈액투석 처방은 투석량과 제수량을 결정하는 것이라고 설명했다. 제수량의 다이얼은 콘솔에 붙어 있어서, 다이얼 1개로 설정할 수 있는 것이지만, 투석량 다이얼은 따로 존재하지 않고, 자신의 머리 속에 다이얼을 재구성해하여 설정하게 된다. 그럼 투석량을 정하는 것은 무엇인가. 투석량은 다음의 4가지 변수에 의해 결정된다.

① 다이얼라이저의 성능(주로 막면적) (dialyzer efficiency)

② 투석시간

③ 혈류량 (blood flow rate, Q_B)

④ 투석액 유량 (dialysis solution flow rate, Q_D)

(1) 다이얼라이저의 성능 (dialyzer efficiency)

다이얼라이저의 성능에 대해서는 뒤에 상술하겠지만, 다이얼라이저의 막면적이 크면 클수록 투석량이 늘어난다. 막면적을 2배로 하면 투석량은 대략 10% 정도 늘어난다.

(2) 투석시간

투석시간은 일반적으로 3~4 시간이지만, 시간이 길면 길수록 투석량이 늘어난다. 그러나 투석의 후반에 이르면, (요독물질의) 혈액중 농도와 투석액중 농도 차가 적어지기 때문에 시간당 투석효율은 서서히 떨어지게 된다. 3시간을 4시간으로 늘려도 33% 투석량이 늘어나는 것이 아니라 10% 정도 늘어나는데 그친다.

(3) 혈류량 (blood flow rate, Q_B)

혈류량이 많으면 투석량도 늘어난다. 그러나 어느 정도로 혈류가 나올지는 션트(shunt) 상태로부터도 영향을 받는다. 일본에서는 통상 150~250 ml/min 정도(2008년 일본투석학회의 조사에서는 평균 197.4 ml/min). 미국에서는 350 ml/min 정도인 듯 하다.

(4) 투석액 유량 (dialysis solution flow rate, Q_D)

투석액 유량도 많아지면 투석량이 늘어난다. 투석액 유량은 콘솔 계기판에서 간단히 조정할 수 없으므로 환자마다 개별적으로 조정할 수 없고, 시설내에서는 일률적으로 하고 있는 경우가 많다. 통상 투석액 유량은 500 ml/min이다(2008년 일본투석학회의 조사에서는 평균 486.7 ml/min).

따라서 투석량의 다이얼을 조작한다는 것은 다이얼라이저의 면적, 투석시간, 혈류량을 조정한다는 것이 된다.

그런데 여기서 중요한 점은, 투석개시 시점에서는 어느 정도의 투석량을 걸어줄 것인지 정확하게 결정하는 것이 불가능하다는 점이다. 투석이 끝난 후에 투석전후의 UN 값을 비교해 봐야, 오늘의 투석량이 충분했는가 그렇지 않았는가를 후향적으로 볼 수 밖에 없는 것이다. 즉, 이번 투석이 조금 부족했다면 다음에는 투석량을 조금 늘리기 위해, 다이얼라이저를 큰 것으로 하거나, 투석시간을 연장하거나 하는 식으로 시행착오를 거치며 적정 투석량을 구할 수 밖에 없는 것이다.

그렇다고 투석전에 투석량을 예측해서, 투석처방을 하는 방법이 전혀 없다는 것은 아니다. 목표치를 설정해서 다이얼라이저의 성능과 시간, 예상 요소분포체적(urea distribution volume)에 따라 투석처방을 하는 방법이다. 이론적인 접근이라 너무 번잡하고 최종적으로는 (다시) 시행착오가 필요하므로 여기서는 생략한다. 이런 접근법에 대해 알고 싶은 분들은 『Daugirdas 등 著, Handbook of Dialysis, 제 4판』의 제 9장을 참조하기 바란다.

Point

투석량은 이하의 4가지 변수에 의해 정해진다.

① 다이얼라이저의 성능(주로 막면적) (dialyzer efficiency)

② 투석시간

③ 혈류량 (blood flow rate, Q_B)

④ 투석액 유량 (dialysis solution flow rate, Q_D ,보통 고정되어 있다)

4 투석량의 지표 : URR, Kt/V

이전 섹션에서는 투석량을 결정하는 변수(parameter)에 대해 배웠다. 그럼 어느 정도의 투석량을 걸면 좋은 것일까. 우선 투석량의 지표에 대해 공부하자.

투석량은 얼마나 확산이 일어났는지를 나타내는 지표이지만, 통상적으로 요독물질 제거량으로서 평가한다. 요독물질의 대표는 크레아티닌(creatinine)과 요소(urea)이지만, 투석량을 평가할 때는 요소를 이용한다. 이것은 요소가 분자량이 60 dalton으로 작고 세포막을 자유로이 통과-확산하는 성질이 있어서, 전신의 체액에 균등하게 분포한다고 가정할 수 있기 때문이다.

(1) 요소제거율 (URR)

가장 간편한 투석량의 지표는, 요소제거율(urea reduction ratio : URR)이다.

$$URR = \frac{\text{투석전 UN} - \text{투석후 UN}}{\text{투석전 UN}} \times 100(\%)$$

투석전 UN이 80 mg/dl 이고, 투석후 UN이 32 mg/dl 라면 URR = 60%가 되는데, 이것은 60%의 혈중 요소가 제거되었다는 뜻이 된다. 그리고 더욱 정확한 URR을 구할 때에는 투석후 채혈시에, 투석을 정지하고 혈류량을 50 ml/min 까지 낮춰서 2~3분 후에 채혈할 필요가 있다. 그렇게 하지 않으면 재순환(AR : access recirculation)으로 인해, 투석후 UN은 실제보다 낮게 나오고 URR은 실제보다 높게 나와 버린다.

(2) Kt/V(표준화투석량, fractional urea clerance)

더 정확한 투석량의 지표로서는 Kt/V가 있다. 이것은 요소분포 모델(UKM : urea kinetic modeling)에 근거한 것으로, 투석중에 체액량이 변화하는 점에 대응한 것이다.

- K는 투석효율(ml/min)
- t는 투석시간(min)
- V는 urea distribution volume(통상적으로 체중의 60%)

Kt/V는 1회 투석에서 총체액량의 몇 배를 완전히 정화한 것인가를 나타내고 있다. 예를 들어, Kt/V = 1.0이라면, 총체액량의 100%가 완전히 정화되었다는 것이다. 그러나 요소는 세포내액 → 간질액 → 혈장으로 항상 조금씩 이동하고 있으므로, 체액량 100%를 처리했다고 해도 요소질소(UN : urea nitrogen)가 영(0)이 될 수는 없다.

Kt/V의 산출에는 몇 가지 모델이 있지만, 요소가 체내에 균일하게 분포하고 있다는 가정(single-pool model)에 따르는 경우의 Kt/V는 아래의 Daugirdas식에 의해 구할 수 있다.

$$Kt/V = -\ln(R - 0.008 \times T) + (4 - 3.5 \times R) \times UF/BW$$

R : 투석후 UN / 투석전 UN, T : 투석시간(hour), UF : 제수량, BW : 투석 후의 체중

실제로 Kt/V를 병동 등에서 계산하는 것은 곤란(log 값이기 때문에)하므로, 임상 현장에서는 URR을 사용하면 충분하다. Kt/V와 URR의 관계는 대체로 표 1-1과 같이 된다. Kt/V=1.2는 URR=65%에 상당한다.

Kt/V	0.8	0.9	1.0	1.1	1.2	1.3	1.4
URR(%)	50	54	58	62	65	68	70

표 1-1 Kt/V와 URR의 관계표 (4시간투석, 제수량을 체중의 3%로 한 경우)

Point

투석량의 지표

① 요소제거율(URR) : URR = (투석전 UN − 투석후 UN) / 투석전 UN × 100(%)

② Kt/V : $Kt/V = -\ln(R - 0.008 \times T) + (4 - 3.5 \times R) \times UF/BW$

R : 투석후 UN / 투석전 UN

T : 투석시간(hour)

UF : 제수량

BW : 투석 후의 체중

임상현장에서는 URR을 사용하면 충분하다.

5 최적 투석량

그럼 투석을 얼마나 하면 좋은 것인가? 대체 최적 투석량이란 무엇인가 라는 문제인데, 여기서는 최적 투석량을 「사망률을 낮추는 투석량」이라 정의한다.

최적 투석량에 대해, 몇 가지 evidence를 소개한다.

- 2001년 일본투석의학회의 투석조사에 의하면, Kt/V가 1.2에 달하기까지는 Kt/V의 증가에 따라 사망 리스크가 급속히 저하하고, 추가로 (Kt/V가) 1.8에 달할 때까지 서서히 저하되어 간다. 따라서 이상적인 Kt/V의 최적 레벨은 1.2 이상이고, Kt/V가 이보다 크면 클수록 좋다는 셈이 된다.
- K/DOQI Guideline 2000 에서는 최적 Kt/V를 1.2 이상, 최적 URR을 65% 이상으로 하고 있다.
- 미국의 대규모 임상실험인 HEMO study에서는 미국의 평균적인 투석량(URR 66.3%, Kt/V 1.32)보다 훨씬 많은 양의 투석을 해도 사망 리스크는 저하되지 않았다고 보고하였다.
- 또한 투석량이 너무 많아지면, 오히려 사망 리스크가 올라간다는 보고도 있다. McClellan 등은 URR이 70%를 넘으면 사망 리스크는 오히려 증가한다고 보고하였다. 또 Chertow 등은 RR이 64.1~67%인 환자군과 비교하여, URR이 67.4~71%인 환자군 및 URR이 71% 이상의 환자군에서 모두 사망 리스크가 더 높았음을 보고하였다.

이렇게 투석량이 너무 큰 경우에 대한 논의는 일정한 합의가 이루어지지 않았지만, 현실적인 대응으로서 최적 투석량은 Kt/V 1.2 이상(URR 65% 이상)이라 생각하는 것이 좋을 것이다.

그러나 최적 투석량이라는 것은 환자의 상태에 따라 다르다는 점을 염두에 두지 않으면 안된다. 안정된 상태로 유지혈액투석을 하는 환자라면, 상기와 같이 Kt/V 1.2 이상, URR 65% 이상을 확보해야 한다. 하지만 입원 환자의 경우, 조금 사정이 달라진다. 예를 들어, 투석도입기에 있는 환자라면 잔여신기능이 있다는 점을 고려하고, 불균형증후군(disequilibrium syndrome)도 피하기 위해 적은 투석량(URR 40%정도)으로 시작하는 경우가 많다. 또 위중한 상태에서 혈역학적으로 불안정한 환자, 영양상태가 나쁜 환자에서는 무리해서 투석량을 확보하지 않도록 한다.

Point

안정된 상태로 유지혈액투석을 받는 환자에서, 최적 투석량은 Kt/V 1.2(URR 65%) 이상

예제 1	유지투석을 하며 안정된 환자. 지난 번 투석에서는 혈류량 180 ml/min, 투석시간이 3시간, 막면적 1.8 ㎡의 다이얼라이저를 사용했다. 지난 번의 투석 전 UN 80 mg/dl, 투석 후 UN 40 mg/dl 이었다. 이번 투석에서는 혈류량, 투석시간, 다이얼라이저를 어떻게 해야 좋을까?
답	지난 번 혈액투석의 URR = 50% 이기 때문에 투석량이 부족하다. 투석량을 늘리기 위해서는 혈류량, 투석시간, 다이얼라이저 면적 중의 어느 것을 늘릴 필요가 필요가 있다. 환자가 내원한 시점에서는 이미 다이얼라이저가 준비되어 있어서 변경하기 어렵다. 션트의 상태가 좋다면 혈류량을 늘리는 것도 한 방법이지만, 가장 효과적인 것은 투석시간을 늘리는 것이다. 저자라면 일단 3.5시간 투석으로 해 보겠다. 또 이번 URR을 봐서 다음 번에 다시 투석조건을 검토한다.

6 투석 스케쥴

투석량을 생각할 때는 1회 투석당 투석량도 중요하지만, 실은 주당(weekly) 총 투석량도 중요하다. 1회당 투석량이 충분해도 투석 회수가 적으면 문제가 있다. 본래 장시간에 자주 하는 편이 좋을 것이다. 신장은 365일 24시간 쉬지 않고 일하고 있으므로.

그러나「1회 4시간, 주 3회」라는 것이 (일본에서의) 표준적인 스케쥴로 생각된다. 2009년 일본투석의학회의 통계조사에서는 혈액투석환자의 95.3%가 주 3회 치료를 받고 있었다. 주 3회 혈액투석환자에서는, 4시간 치료(4시간 이상 4.5시간 미만)가 66.5%, 4시간 미만이 22.6%, 4.5시간 이상이 10.8% 였다. 이 조사 결과를 봐도「1회 4시간, 주 3회」가 표준치료가 되었음을 확인할 수 있다. 왜「1회 4시간, 주 3회」라는 것이 일본의 표준적인 혈액투석 스케쥴이 되었는가를 생각해 보자.

(1) 왜 1회 4시간인가

환자도, 투석 스태프도 시간이 짧은 편이 즐겁기 때문에, (현실적으로) 단시간투석으로 흐르기 쉽다. 미국에서는 혈류량을 올려서 고효율로 단시간 하는 것이 표준이라고 한다. 일본에서는 1985년(쇼와 60년)부터 보험점수에서 4시간 미만과 4시간 이상을 나누어, 4시간을 경계로 500점의 차이를 준 것으로 인해 많은 시설에서 4시간 투석을 표준으로 하게 되었다. 2002년에 투석 시간에 따른 기술료 차이가 없어지게 되자, 일시적으로 4시간 미만의 투석환자가 늘어났다. 그러나「단시간 투석의 예후가 나쁘다」라는 것을 근거로, 2008년에 4시간 이상의 혈액투석에 미미한 가치 절상이 이루어져 현재에 이르렀다. DOPPS의 연구 결과에서도 조사망률(粗死亡率)로 말하자면, 일본이 미국보다 월등히 성적이 좋은 데에는 투석시간의 문제가 크다고 생각된다.

(2) 왜 주 3회인가

혈액투석의 선구자인 Scribner가 논문에서「주 2회로는 부족하고, 주 3회의 투석이 필요」라 저술한 것이 계기였다고 생각한다. 그에 따라 1988년 (일본) 보험진료에서「투석기술료의 지불은 월 14회까지」로 정한 것이 결정타가 되었다고 생각된다. 현실적 문제로서 월수금과 화목토의 스케쥴을 만듦으로써 투석시설의 병상이나 기재를 효율적으로 이용할 수 있게 되었다.

(3) 1회 4시간, 주 3회는 충분한 투석량인가?

투석시간에 관해 말하자면, 투석시간은 길면 길수록 좋다는 것이 많은 연구성과에서 밝혀졌다.

- 2001년 일본투석의학회의 통계조사에서는,「4시간 이상 4.5시간 미만」환자의 사망위험도를 기준으로 하면, 3시간 미만에서 2.238, 3시간 이상 3.5시간 미만에서 1.524, 3.5시간 이상 4시간 미만에서 1.224, 4.5시간 이상 5시간 미만에서 0.784, 5시간 이상 5.5시간 미만에서 0.874, 5.5시간 이상 6시간 미만에서 0.892, 6시간 이상에서 0.692의 상대위험도(RR)를 보여, 투석시간이 긴 환자에서 사망 리스크가 낮아진다.
- 미국, 유럽 및 일본의 환자를 대상으로 한 DOPPS연구에서는 투석시간 240분이상

의 환자군을 기준으로, 211분 이상 240분 미만의 환자는 1.19배, 210분 미만의 환자는 1.34배의 사망 리스크가 있었다. 투석시간을 30분 길게 하면 유의하게 사망 리스크가 감소한다는 것도 보고되었다.

- charra가 보고한 「1회 8시간 x 주 3회」라는 장시간 투석을 받고 있는 환자에서는, 48.4세 환자의 5년 생존율이 87%(일본에서는 68.0%), 10년 생존율이 75%(일본에서는 49.2%)라는 경이적인 성적을 보였다.

그러나 장시간 투석의 단점은 장시간 구속된 환자의 QOL 저하이다. 참고로 「1회 4시간, 주 3회」를 시행한 경우, 1주간을 기준으로 어느 정도의 GFR에 상당하는 투석을 시행한 것일까. 주당(weekly) 평균하면 GFR = 10 ml/min 남짓이라 한다. 그러니까 1회 4시간, 주 3회의 혈액투석을 하고 있어도, 신기능의 대체는 미니멈(minimum)으로 건강한 일반인의 1/10 정도 밖에 대체되지 않는다는 인식을 갖고 있는 것이 중요하다. 따라서 장시간 투석의 유효성을 환자에게 이해시키고, 적어도 「1회 4시간, 주 3회」는 꼭 투석을 받도록할 필요가 있다.

더 나아가 장시간 투석, 고빈도의 투석을 한다고 하면, 재택투석이나 야간투석이라는 형태가 되지만 일본에서는 충분히 보급되어 있다고 할 수는 없다.

Point

일본에서는 「1회 4시간, 주 3회」이 투석 스케쥴의 표준이지만, 그래도 신장 기능의 대신으로는 건강한 일반인의 1/10 정도로 미니멈한 것이라는 사실을 인식할 필요가 있다.

7 제수량의 결정 방법

다음으로 얼마나 제수(除水, 수분제거)하는 것이 적당한지를 생각한다.

(1) 제수량에 대한 고려

기본적으로는 과잉한 체액을 제거한다. 혈액투석을 받고 있는 환자는 많은 경우 핍뇨~무뇨이고, 혈액투석으로 수분 제거 후에는 다음 혈액투석까지 서서히 체중이 늘어간다. 다음번 혈액투석 전에는 몇 kg씩 체중이 증가되어 있다. 따라서 전회 혈액투석후를 기준으로, 거기에서 늘어난 만큼을 제수하는 것이 기본이다. 즉,

(이번의 혈액투석 전 체중) – (지난번 혈액투석 후 체중)

이 제수량의 기본이다.

안정된 유지투석 환자에서는 적정한 혈액투석후의 체중을 「dry weight」라든가 「기초체중」으로 부르고, 매회 투석에서는 dry weight에서 증가된 만큼을 수분제거한다. dry weight란 과잉한 체액이 제거된 적정한 상태의 체중으로, 일반적으로 부종이 없고, 혈압 정상, 심흉비(心胸比, cardio-thoracic ratio : CTR) 50%이하이며, 그 이하의 체중에서는 투석 중 혈압을 유지할 수 없는 한계 체중이 된다. Dry weight를 결정하는 객관적인 단일 기준은 없고, 시행착오를 통해 결정된다. 예를 들어, CTR 증가, 부종 출현, 혈압 상승, 폐울혈 출현, 하대정맥의 증가는 dry weight를 떨어뜨릴 근거가 된다. 반대로 CTR 감소, 혈액투석 후반의 혈압저하, 혈액투석후 환자의 자각증상, 하대정맥의 감소는 dry weight를 올릴 근거가 된다.

dry weight를 넘어 수분제거를 하면 혈압저하를 일으키지만, dry weight에 도달하지 않았어도 급격하게 수분제거를 하면, 혈관 밖에서 안으로의 refilling이 따라오지 못해 혈압저하를 초래할 수 있다. 환자의 자기관리로서 투석사이 1일에는 체중 증가 3% 이내, 투석사이 2일에는 체중 증가 5% 이내를 목표로 하게 한다.

(2) 제수량을 결정하기 위한 지표

안정되지 않은 투석환자에서는 dry weight를 설정할 수 없기 때문에, 지난 번 투석후 체중을 기준으로 수분제거를 하지만, 다음과 같은 요인을 감안해서 제수량을 정한다.

- 이학적소견 (부종 등)
- 혈압
- CTR
- 하대정맥 직경(IVC diameter)

ⓐ 이학적 소견과 혈압

dry weight를 조정하는데 가장 중요한 것은 이학검사 소견 및 혈압이다.

ⓑ 심흉비(CTR)

dry weight가 정해지지 않은 환자의 경우, 일주일에 한 번 정도 투석 후에 흉부 X선을 촬영하여 CTR을 계측한다. CTR은 남성에서는 50% 이하, 여성에서는 55% 이하라는 기준이 있지만 개인차가 크므로, 절대치보다도 CTR의 변화를 지표로 한다. 체중 1 kg의 증가로 심장의 횡경이 4 mm, 심흉비가 1.5% 늘어난다고 한다.

ⓒ 하대정맥 직경

초음파에 의한 하대정맥 직경은 상당히 정확하게 체액량을 반영하고 있고, 결과를 현장에서 바로 알 수 있어 유용한 지표이다. 체액량이 많으면, 하대정맥 직경이 커지고 호흡성 변화가 적어진다(IVC plethora). 체표면적으로 보정한 호기시 하대정맥 직경이 11 mm/m² 이상, 또는 collapsible index < 40% 인 때는 체액량 과잉으로, 체표면적을 보정한 호기시 하대정맥 직경이 8mm/m² 미만, 또는 collapsible index ≧ 75% 인 때는 체액량 과소로 생각한다. collapsible index란,

$$\frac{(\text{호기시 하대정맥 직경} - \text{흡기시 하대정맥 직경})}{\text{호기시 하대정맥 직경}} \times 100(\%)$$

로 나타낸다. (Nephrol Dial Transplant 4 : 563-568, 1989)

ⓓ plasma ANP

plasma ANP(atrial natriuretic peptide) 농도는 심방내압(중심정맥압)을 충실히 반영하여 수분과잉 상태에서는 저명하게 높은 값이 된다. 40~60 pg/ml면 적당하고, 25 pg/ml 이하라면 dry weight 과소, 100 pg/ml는 dry weight 과다라 여겨진다(일본투석의학회지 37 : 1417, 2004). 그러나 ANP가 정상치로 될 때까지 수분제거를 하면 과도한 탈수가 되어버리기 때문에 탈수의 지표로 하기는 어렵다. 또 바로 검사결과를 얻을 수 없다는 등의 문제가 있어 임상적으로 체액량의 지표로서 사용하기에는 어렵다고 생각된다.

Point

제수량의 기본은 dry weight으로부터 늘어난 증가분이다. 다만 상태가 안정되어 있지 않은 환자에서는 부종 등의 진찰소견, 혈압, CTR, 하대정맥 직경 등을 감안해서 제수량을 정한다.

예제 2	안정된 유지투석환자로 지난 버 혈액투석후의 체중이 51.0 kg이었고, 이번 혈액투석전 체중은 52.5 kg이었다. 제수량은 얼마로 설정해야 할까?
답	안정된 유지투석환자이므로 지난번 혈액투석후 체중에서 증가한 량, 즉 52.5 – 51.0 = 1.5 kg을 제수량으로 한다.

예제 3	지금까지 55 kg의 dry weight로 혈액투석을 해왔던 환자가 이번 1주간 발열, 식욕부진이 계속되고 있다. 오늘 혈액투석전 체중은 55.5 kg이었다. 원래대로라면 0.5 kg의 수분제거를 할 계획이었지만, 식사를 하지 않았다고 생각하면 제수량이 0.5 kg보다 많은 편이 좋을까, 적은 편이 좋을까?
답	식사섭취가 저하되어 있으므로 실질 체중은 줄어들어 있을 것이고, dry weight도 거기에 따라 내려가야 한다. 따라서 수분제거를 0.5 kg보다 더 많이 할 필요가 있다.

8 다이얼라이저 선택의 포인트

어느 다이얼라이저를 선택할지는 진실로 투석 전문가의 지식이 발휘되는 영역으로, 레지던트의 범위를 넘지만 대강의 개념만 설명한다.

Point

다이얼라이저를 고르는 포인트

① 막면적 ② 막공의 크기 ③ 막의 종류

(1) 막면적

막면적은 다이얼라이저에 있는 중공사(hollow-fiber)의 총면적(surface area)을 나타낸다. 일본에서는 0.7~2.1m^2 정도의 것을 쓴다. 막면적은 투석효율에 직결된다. 막면적이 큰 다이얼라이저를 쓰면 투석량을 늘릴 수 있다. 환자의 몸집이나 잔여 신기능을 고려하고, 요소제거율(URR)을 봐서 적절한 다이얼라이저를 선택한다. 투석을 최근 도입한 환자는 잔여 신기능이 있고, 불균형증후군(disequilibrium syndrome)을 예방하기 위해 막면적이 작은 다이얼라이저(0.9 m^2 등)도 괜찮다. 하지만 외래 유지투석환자에서는 평균체격(체중 50 kg 정도)이라면 1.5 m^2 정도를 쓰는 경우가 많다.

2008년 일본투석의학회의 투석조사에서는 다이얼라이저 막면적은, 1.4 m^2 이상 1.6 m^2 미만의 환자가 29.0%, 1.6 m^2 이상 1.8 m^2 미만의 환자가 11.6%, 1.8 m^2 이상 2.0 m^2 미만의 환자가 16.5%, 2.0 m^2이상의 환자가 21.7%로, 평균 1.63 m^2이었다.

(2) 막공(膜孔) 크기(pore size)

막공의 크기란 투석막에 나있는 구멍의 크기란 것이다. 막공이 클수록 더 큰 분자량의 물질을 제거할 수 있다. 유지투석환자에서는 amyloidosis의 원인물질인 β_2-micorglobulin 제거를 목적으로 막공이 큰 막(high-performance membrane이라 불린다[1])을 쓰는 것이 원칙. 다만 막공 크기란 완전히 균일한 것이 아니므로, 막공이 큰 막에서는 필요한 단백질(albumin 등)도 어느 정도 같이 빠져나가 버린다. 따라서 안정된 외래환자는 가능한 한 high-performance membrane을 쓰도록 하지만, 영양상태가 나쁜 입원환자 등에서는 통상 크기의 막공이면 된다(그림 1-8).

---

1 역주 - 막공의 크기에 상관없이 막면적이 넓은 다이얼라이저를 high-efficiency dialyzer라 라며, 막공이 큰 다이얼라이저는 High-flux membranes이라 한다(Handbook of dialysis, 4th).

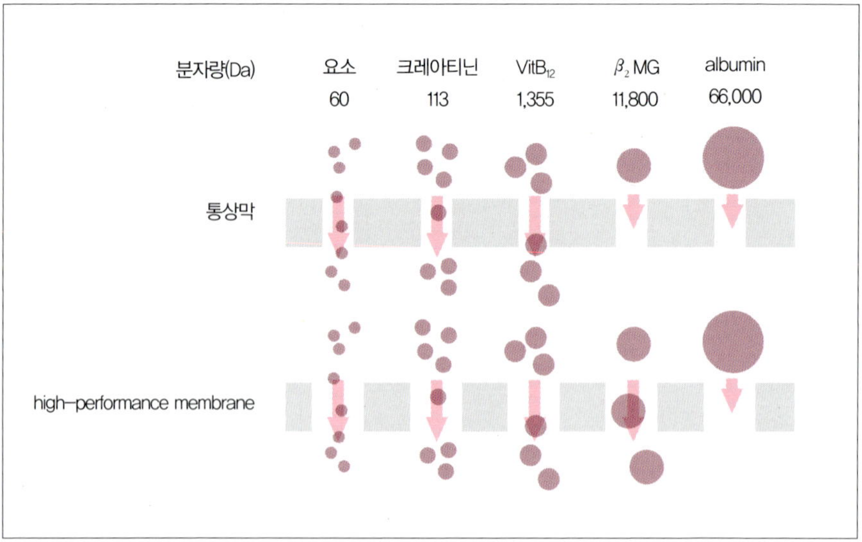

그림 1–8. 통상의 막과 high–performance membrane

통상막에서는 β_2-microglobulin은 제거할 수 없지만, high-performance membrane에서는 제거 가능하다.

다이얼라이저는 β_2-microglobulin clearance를 기준으로 I~V 형(型)으로 기능분류되어 있다. β_2-microglobulin의 제거성능은 I형 10 ml/min 미만, II형 10~30 ml/min, III형 30~50 ml/min, IV형 50~70 ml/min, V형 70 ml/min 이상이다.

2008년 일본투석의학회의 투석조사로는 IV형을 쓰는 환자가 80.3%, V형 11.4%로, high-performance membrane의 사용이 주가 되고 있음을 알 수 있다.

(3) 투석막의 종류

투석막의 종류는 대단히 많지만, 크게 나눠서 셀룰로즈(cellulose)계 막과 합성(synthetic)막으로 나뉜다. 합성막은 균일하고 큰 막공을 만들 수가 있어서, 막공 직경이 큰 막이 많고 생체 적합성도 좋다.

2008년 일본투석의학회의 투석조사에서는 다이얼라이저막의 종류로는 PS막이 50.7%, CTA막이 20.1%, PES막이 11.1%, PEPA막이 7.8%, PMMA막이 5.4%로 합성막이 주류를 이룬다.

ⓐ 셀룰로즈(cellulose)계 막

- 재생 셀룰로즈 (regenerated cellulose)
- 개질 셀룰로즈 (modified cellulose) [PEG chains, biorex]
- 초산 셀룰로즈 (acetate cellulose) [CDA : cellulose diacetate, CTA : cellulose triacetate] : 셀룰로즈막의 수산기(hydroxyl 基)를 초산기로 치환함으로써 생체적합성을 향상시키고, 박막화 및 막공을 크게 하는 데 성공(Nipro 社의 FB 시리즈 등).

ⓑ 합성막

셀룰로즈계 막에 비해 일반적으로 생체적합성이 우수하고, 중분자 (中分子) 물질의 제거성능이 뛰어나다.

- PMMA(polymethyl methacrylate) : PMMA막은 흡착능이 특징으로, β_2-microglobulin을 흡착에 의해 제거할 수 있다. 東レ(toray)社의 BK 시리즈, BQ 시리즈 등.
- PAN(polyacrylonitrile) : PAN막 중에서도 AN69막은 음성하전이 강하여, ACE inhibitor 병용 시에 아나필락시스 쇼크(anaphylactic shock)를 일으키거나(혈중 bradykinin의 상승에 의해), nafamostat mesilate를 대량으로 흡착하는 것이 알려져 있으므로 주의가 필요하다. Asahi Kasei Kuraray Medical社의 PAN막은 음성하전이 강하지 않고, 안지오텐신전환효소 억제제(ACE inhibitor)나 nafamostat mesilate와 사용해도 문제없다.
- EVAL (ethylene vinyl alcohol)
- PS (polysulfone) : 현재 가장 널리 쓰이는 합성막. Asahi Kasei Kuraray Medical의 VPS 시리즈는 PS막에 항산화작용을 지닌 비타민 E를 고정화하였다.
- PA (polyamide)
- PEPA (polyester polymer alloy)
- PES (polyethersulphone): 단백질 흡착은 경미하며 용질 제거율이 높고, 투수성에 있어서도 뛰어나며 보체 활성화도 적다. 東レ(toray)社의 PES 시리즈 등.

side memo 1

게이오(慶應義塾)대학 혈액정화 · 투석센터에서 사용가능한 다이얼라이저

게이오(慶應義塾)대학 혈액정화 · 투석센터에서 사용가능한 다이얼라이저는 표 1-2와 같고, 다음과 같은 점을 고려해 선택한다.

- 제 1 선택은 Nipro의 FB 시리즈(triacetate막). FB 시리즈는 EG, G, U의 순으로 막공이 커지고, β_2-microglobulin 등 고분자량 단백질의 제거성능이 좋아진다.
- Nipro의 PES 시리즈는 분획분자량(molecular weight cut-off) 특성이 샤프해서 β_2-microglobulin의 제거성능은 높이면서 알부민 누출 감소를 실현하였다. 또 PES는 뛰어난 생체적합성과 항혈전성이 확인되었다.
- 東レ(toray)의 BK와 BG는 PMMA 합성막으로, FB 시리즈에서 아나필락시스(anaphylaxis)를 일으킨 경우 등에 사용을 고려한다. PMMA막의 경우, β_2-microglobulin의 제거는 흡착이 주체. BG막은 소양증에 뛰어난 효과를 발휘한다고 생각된다.
- Asahi Kasei Kuraray Medical의 VPS 시리즈는 PS막에 항산화작용을 가진 비타민 E를 고정화하였다.

dilyzer	제조사	분류형	막 소재	내경	막 두께	멸균법	D/W	막 면적	혈액 용량	UFR	Clearance				
											UN	Cr	P	VB_{12}	myoblobin
FB-90EG	Nipro	I	CTA	200	15	γ선	Dry	0.9	55	770	177	162	144	77	5
FB-110EG	Nipro	I	CTA	200	15	γ선	Dry	1.1	65	940	183	169	153	87	6
FB-130EG	Nipro	I	CTA	200	15	γ선	Dry	1.3	75	1,10	188	175	160	92	6
FB-150EG	Nipro	I	CTA	200	15	γ선	Dry	1.5	90	1,280	191	180	166	100	7
FB-110G	Nipro	II	CTA	200	15	γ선	Dry	1.1	65	1,300	183	169	153	98	16
FB-130G	Nipro	II	CTA	200	15	γ선	Dry	1.3	75	1,530	188	175	160	108	18
FB-150G	Nipro	II	CTA	200	15	γ선	Dry	1.5	90	1,770	191	180	166	116	20
FB-90U	Nipro	III	CTA	200	15	γ선	Dry	0.9	55	1,790	185	172	163	103	30
FB-110U	Nipro	III	CTA	200	15	γ선	Dry	1.1	65	2,180	190	179	171	114	33
FB-130U	Nipro	III	CTA	200	15	γ선	Dry	1.3	75	2,580	194	184	177	125	36
FB-150U	Nipro	III	CTA	200	15	γ선	Dry	1.5	90	2,980	196	188	182	133	39
FB-170U	Nipro	III	CTA	200	15	γ선	Dry	1.7	105	3,370	198	192	186	141	41
FB-210U	Nipro	III	CTA	200	15	γ선	Dry	2.1	125	4,170	199	195	192	153	47
FES-11Eα	Nipro	IV	PES	200	40	γ선	Dry	1.1	68	5,900	191	184	170	139	70
FES-13Eα	Nipro	IV	PES	200	40	γ선	Dry	1.3	78	6,360	194	188	177	149	78
FES-15Eα	Nipro	IV	PES	200	40	γ선	Dry	1.5	93	6,700	197	192	183	158	86
FES-21Eα	Nipro	IV	PES	200	40	γ선	Dry	2.1	128	7,450	200	199	192	172	103
VPS-15HA	Asahi	IV	ViE고정화 PS	185	45	γ선	Wet	1.5	82	6,300	196	190	182	138	
BK-1.0U	toray	III	PMMA	200	30	γ선	Wet	1.0	58	2,100	169	143		82	
BK-1.3U	toray	III	PMMA	200	30	γ선	Wet	1.3	76	2,600	180	157		96	
BG-1.0PQ	toray	IV	PMMA	200	30	γ선	Wet	1.0	58	2,600	175	149	135	89	
BG-1.3PQ	toray	IV	PMMA	200	30	γ선	Wet	1.3	76	3,200	185	162	147	103	
BG-1.6PQ	toray	IV	PMMA	200	30	γ선	Wet	1.6	94	3,800	191	174	164	114	

표 1-2. 게이오(慶應義塾)대학 혈액정화 · 투석센타에서 사용가능한 다이얼라이저

9 특수한 혈액정화 모드

Point

혈액정화요법의 종류

① HD(hemodialysis : 혈액투석)

② ECUM(extracorporeal ultrafiltration method)

③ HF(hemofiltration : 혈액여과)

④ HDF(hemodiafiltration : 혈액여과투석)

⑤ CHDF(continuous hemodiafiltration : 지속적혈액여과투석)

(1) HD(hemodialysis : 혈액투석)

여기까지 지면을 할애해 설명해온, 가장 일반적인 혈액정화법. 반투막을 매개로 혈액과 투석액 사이에서 용질의 확산과 수분의 한외여과(ultrafiltration)에 의해 신부전환자로부터 요독물질과 수분을 제거하고, 전해질을 보정하는 방법이다.

(2) ECUM

혈액투석에서는 투석량과 제수량을 독립적으로 설정하는 것이 가능하다. 따라서 투석량을 0(zero)으로 설정하면 수분제거만 하는 것이 가능하다. 이렇게 투석량을 0으로 하고 수분제거만 하는 치료를 ECUM('이컴'이라 발음)이라 부른다. 투석량이 0이므로 투석액을 흐르게 할 필요는 없다. 예를 들어, 크레아티닌은 높지 않은데 수분과잉인 케이스라면 투석을 하지 않고 수분제거만 하면 되므로, ECUM 치료의 적응에 적당하다. ECUM의 merit는 투석을 하지 않으므로 혈액중 전해질 등의 농도가 변하지 않기 때문에, 순환동태에 영향이 적고 충분한 수분제거가 가능하다는 것이다. HD 전후에 ECUM을 추가하는 것도 가능하다.

Point

ECUM은 투석량을 0으로 하고, 수분제거만을 시행하는 치료모드이다.

(3) HF(혈액여과)

ECUM에서는 투석량을 0으로 하고 있으므로 전해질농도는 변하지 않고, 요독물질의 농도도 떨어지지 않는다(그러나 수분과 함께 요독물질이나 전해질은 제거된다). ECUM을 기본으로 해서 전해질농도를 조정하고 요독물질의 농도를 떨어뜨리기 위해서는, 많은 양의 한외여과를 하면서 동시에, 중탄산(bicarbonate) 링거액 등을 보충하면 된다.

예를 들어, 수분제거 2*l*를 한다고 하면, 20 *l*의 ECUM을 하면서 동시에 18 *l*의 중탄산 링거액 등의 수액을 준다. 그렇게 하면, 희석에 의해 K, P, 요독물질 등의 농도를 떨어뜨릴 수 있다. 20 *l* 수분제거를 하고 18 *l* 수액 보충을 하므로, 실질적으로는 2 *l* 의 수분제거를 한 셈이 된다. 이렇게 한외여과와 수액보충을 조합한 방법을 혈액여과(hemofiltration : HF)라 한다.

HD와 HF의 차이는 무엇일까. 확산현상을 중심로 하는 HD에서는 소분자(小分子)의 제거가 좋고, 분자량이 클수록 제거가 나쁘다. 거기에 비해 HF에서는 다이얼라이저의 막공보다 작은 것은 일률적으로 제거할 수 있기 때문에, 비교적 큰 분자(예를 들어, β_2-microglobulin 등)의 제거 효율이 높다. 한편 소분자의 제거효율은 HD에 비해 떨어지지만, 삼투압을 형성하는 데 중요한 소분자 제거가 나빠서 삼투압의 변화가 적으므로, 혈역학적으로 불안정한 케이스에 쓰기 좋다. 즉, HF의 특징은 β_2-microglobulin의 제거가 좋다는 점에서 투석 아밀로이드증(amyloidosis) 환자에 적응이 되며, 또 혈행동태가 불안정한 케이스, 투석곤란증에 적응이 된다는 것이다(그림 1-9).

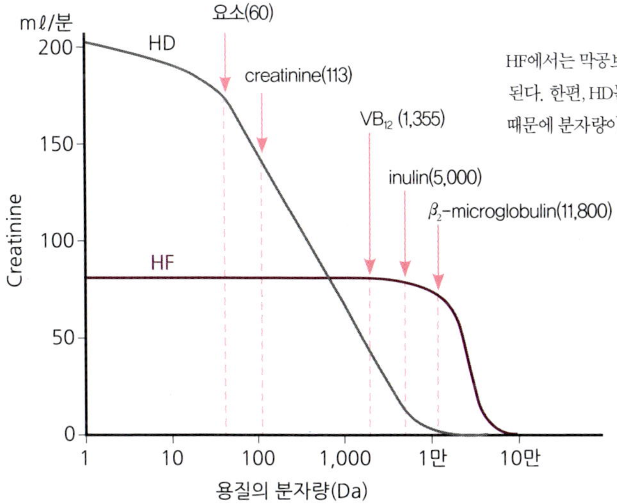

HF에서는 막공보다 작은 것은 균등하게 제거된다. 한편, HD는 분자운동에 의한 확산이기 때문에 분자량이 적은 것일수록 제거가 쉽다.

그림 1-9. HD와 HF의 비교

(4) HDF(혈액여과투석)

HF는 1회 치료에 대량의 보충액이 필요하고 비용이 들기 때문에, 일본에서는 순수한 HF는 거의 하지 않고 있다. HD와 HF의 중간인 HDF(hemodiafiltration)이라는 스타일을 취하는 경우가 많다. HDF란 HD의 모드에서 제수량을 늘리고 그만큼 수액보충을 함으로써 HD에 HF의 효과를 가미한 방법이다.

보충액은 10 l 이하. (일본의) 보험적용은 혈액투석으로 대처할 수 없는 투석 아밀로이드증, 투석곤란증. 그리고 보충액으로서 청정화한 투석액을 사용하는 online HDF(청정화된 투석액의 일부를 직접 혈액회로에 주입하여 보충액으로 사용한다), push & pull HDF(청정화된 투석액의 일부를 다이얼라이저를 경유해 혈액회로에 주입하는 것과 여과를 주기적으로 반복해 시행한다)라는 방법도 있다.

Point

HDF는 HD 모드에 HF의 효과를 추가한 방법으로, 아밀로이드증이나 투석곤란증이 적응증이다.

(5) CHDF(지속적 혈액여과투석)

HDF를 지속적으로 시행하는 방법. 통상 보충액을 투석액과 보충액의 양쪽으로 쓰기 때문에, 투석액의 유량은 일반적인 HDF보다 상당히 적다(1/100 정도). 수분제거, HDF를 천천히 시행하기 때문에 혈행동태에 영향이 적고, 간헐적인 HD나 HDF의 시행이 곤란한 증례에 적응이 된다. 구체적으로는 개심술 등 침습이 큰 수술 후, ARDS, 패혈증, 췌장염, 중증 심부전, 화상 등의 중증환자가 적응이다. 자세히는 CRRT 항목(p.144)를 참조할 것.

Point

혈액정화 모드의 선택

- 기본적으로는 HD
- HDF는 β_2-microglobulin의 제거나 혈역학적인 면의 메리트 등에서 HD보다 뛰어난 치료법이지만, 비용을 고려할 때 모든 시설에서 시행할 수 있는 것은 아니다.
- HD 중에 빈번히 혈압이 떨어지거나, 수분제거가 곤란한 증례에서는 HDF로 변경하거나 HD에 ECUM을 병용할 것을 고려한다.
- 혈역학적으로 불안정한 중증환자에서는 CHDF를 고려한다.

10 처방투석(투석액 조성의 변경)

일반적으로 투석실에서 시행하는 혈액투석은 중앙투석액 공급장치에서 투석액을 만들어 공급하기 때문에, 투석액의 조성을 환자마다 변경하는 것은 불가능하다. 그러나 개인용 투석감시장치를 이용하면, 환자에 따른 변경이 가능하다. 또, 인공호흡기 관리 등 투석실로 이동할 수 없는 환자의 혈액투석도 개인용 투석장치라면 병실에서 투석을 시행할 수 있다.

통상의 투석액 조성에 대해, 본원에서 사용하고 있는 Limpack TA3® (nipro-pharma社)을 기준으로 설명한다. Limpack TA3®의 조성은 이하와 같다.

- Na 농도 : 140 mEq/*l*
- K 농도 : 2.0 mEq/*l*
- Ca 농도 : 3.0 mEq/*l*
- Mg 농도 : 1.0 mEq/*l*
- Cl 농도 : 113 mEq/*l*
- 알카리 bicarbonate 농도 : 25 mEq/*l*, acetate 농도 : 10.2 mEq/*l*
- glucose 농도 : 100 mg/dl

(1) Na 농도

이전에는 130 mEq/*l* 정도의 Na 농도가 낮은 투석액을 쓰는 경우가 많았다. 이런 저(低) Na 농도 투석액을 쓰면 확산을 통해 제거되는 Na양은 많아지지만, 불균형증후군을 일으키기 쉽다. 그 때문에 투석액 Na 치는 140 mEq/*l* 전후로 하고, Na는 확산이 아니라 물과 함께 한외여과(ultrafiltration)로 제거하는 것이 일반적이 되었다. 투석 중에 혈압저하를 일으킨 증례에는 고(高) Na 농도의 투석액을 쓰는 경우가 있다. 그러나 투석 후에 목마름을 일으키기 쉽다는 결점이 있다.

(2) K 농도

2.0 mEq/*l* 또는 2.5 mEq/*l*가 일반적. 입원 환자로 K 수치가 낮은 환자에서는 K=2 또는 2.5 mEq/*l*의 투석액을 사용하면 저 K 혈증(hypokalemia)이 되기 쉽다. 그런 경우에는 K 3~4 mEq/*l*정도의 투석액을 만들어 처방투석을 시행해, 투석후 저 K 혈증을 막는다. 투석액의 K 농도를 바꾸지 않고 KCl 등을 투석회로에 주입해서 저 K 혈증을 막는 방법도 있지만, 안전성 면에서 권장할 수 없다. (조작 중 실수로 고농도의 KCl이 주입될 위험이 있기 때문에)

(3) Ca 농도

혈청 Ca의 정상치는 약 10 mg/dl(5 mEq/*l*)이며, 그 중 알부민 결합분획은 건강한 일반인에서 약 50%. 따라서 free Ca ion(유리형 칼슘이온) 농도는 2.5 mEq/*l*. 2.5 mEq/*l* 보다 고농도인 3 mEq/*l* 정도의 투석액을 사용해 투석중 Ca 상실을 막는 경우가 많다. 그러나 최근에는 비타민 D 제제가 널리 사용되면서, 고(高) Ca혈증(hypercalcemia)을 막을 목적으로 Ca이 로 낮은 투석액을 쓰는 시설도 많다(2009년말 조사에서는 3 mEq/*l* 이 49.0%, 2.5 mEq/*l* 가 35.2% 였다). 또 저명한 고 Ca혈증의 치료시에는 Ca-free 투석액을 사용하기도 한다.

(4) 알칼리

중탄산을 알칼리로 사용하는 것이 일반적이다. 다만 소량의 초산(acetate)이 섞인 투석액이 많다. 중탄산은 산증 교정에 즉효하며, 순환계에 미치는 영향이 적은 등의 이점이 있다. 다만 Mg이나 Ca과 섞이면 침전을 형성하므로 투석액원액을 2제로 분리해야 할 필요가 있다. 이전에는 초산투석액이 사용되었지만, 과잉한 초산염은 심혈관계 및 지질에 나쁜 영향을 미치기 때문에 현재는 초산만을 알칼리로 사용한 투석액은 쓰이지 않는다.

최근 시판된 카보스타 (CARBOSTAR®, Ajinomoto Pharmaceuticals)는 중탄산농도가 35 mEq/*l* 로 대단히 높게 설정되어 있으며, 초산이 없는(acetate-free) 투석액이다. 대사성산증의 개선을 중시할 증례에 적응이 고려된다.

(5) 포도당

세균증식 방지라는 관점에서 무당(無糖) 투석액이 사용되던 시대도 있었지만, 현재는 저혈당을 막을 목적으로 100 mg/dl 또는 150 mg/dl 의 포도당을 함유한 투석액이 일반적이다.

Point

혈액정화 모드의 선택

- 투석중에 저혈압을 일으킨 증례에서는 고 Na투석액을 사용하는 경우가 있다.
- 저K혈증 증례에 있어서는 투석액 K 농도를 3~4 mEq/*l*정도로 올린다.
- 중독한 고 Ca혈증 치료에서는 Ca-free 투석액을 사용한다.
- Ca농도를 2.5 mEq/*l*로 할지, 3 mEq/*l*로 할지는 시설에 따라 다르지만, 최근에는 2.5 mEq/*l*를 채용한 시설이 늘고 있다.

11 항응고제

체외순환을 하기 위해서는, 회로내 혈액응고를 막기 위한 항응고제의 사용이 필요하다.

Point

항응고제에는

- 헤파린
- 저분자 헤파린(LMWH : Low-Molecular-Weight Heparin)
- 나파모스타트 메실산염(후탄, Futhan®)

등이 있지만, 통상 헤파린을 사용한다. 출혈성합병증이 있는 경우에는 나파모스타트 메실산염을 사용한다.

(1) 헤파린 사용법

Point

- 헤파린은 혈액투석에 있어 표준적인 항응고제이다.
- 투여량은 개시 초회량 20～30 U/kg, 지속량 10～20 U/kg/hr를 기준으로 한다. 50 kg 전후의 환자에서는 초회 1,500 단위, 지속 시간당 800 단위로 처방하면 좋다.
- 전혈응고시간(Lee-White시간), 활성화전혈응고시간(ACT), 활성화부분트롬보플라스틴시간(APTT) 등으로 모니터하며, 치료전의 1.5～2배 정도로 연장되도록 헤파린량을 조정한다.

헤파린은 표준적인 항응고제이다. 전신헤파린화(systemic heparinization)로 인해 전신의 혈액응고시간을 연장시켜서 투석회로내 응혈을 방지한다. 헤파린은 다당류를 골격으로 하고, 단일물질이 아니므로 분자량은 3,000~30,000 Da의 넓은 범위에 분포한다. 헤파린 그 자체에는 항응고작용이 없지만 antithrombin-III(AT-III)를 활성화시켜서, 주로 항트롬빈활성, 항 Xa 활성을 통해 항응고능을 발휘한다. 따라서 AT-III 결핍증에서는 충분한 항응고작용을 얻을 수 없는 경우도 있다.

헤파린에서 가장 문제가 되는 것은 출혈경향을 조장한다는 점이다. 따라서 출혈병변을 합병하고 있는 증례에서는 나파모스타트 메실산염 등을 사용할 것을 검토한다. 헤파린은 항응고작용 외에도 여러 작용이 있어서 혈소판활성화, 헤파린기인성혈소판감소증(heparin-induced thrombocytopenia:HIT), 중성지방 상승, 알레르기 작용 등의 수반증상이 나타날 가능성이 있다. 헤파린의 반감기는 45~60분이다.

개시 초회량 20~30 U/kg, 지속량 10~20 U/kg/hr가 기준. 50 kg 전후의 환자에서는 초회 1,500단위, 지속 800단위/시간으로 처방하면 된다. 전혈응고시간(Lee-White 시간), 활성화전혈응고시간(ACT), 활성화부분트롬보플라스틴시간(APTT) 등으로 모니터하며, 치료전의 1.5~2배 정도로 연장되도록 헤파린량을 조정한다.(ACT 150~200초 정도, APTT 50~60초 정도) 측정시간이 짧고 간편한 ACT로 조정하는 시설이 많지만, 본원에서는 투석개시후 2시간 지난 시점에서 Lee-White시간을 측정하며 15분을 기준으로 헤파린의 양을 콘트롤하고 있다. Lee-White시간이 15분 정도이면 다음부터 헤파린 양을 그대로 유지한다. 15분 미만이라면 헤파린 양을 증량, 15분 이상이면 감량한다. 또 10분 이하이면 도중에 회로가 응고되어버릴 가능성이 있으므로, 헤파린 500~1,000 U을 일시주사(bolus injection)로 추가투여한다. 또 30분 근처까지 연장된 경우엔 지속 헤파린양을 감량하거나, 투석종료 15~30분 전에 헤파린을 중지한다.

일반적으로 외래혈액투석시설에서는 지혈에 긴 시간이 걸리는 것을 피하고자 헤파린을 다소 적게 투여하는 경우가 많다.

(2) 헤파린 이외의 항응고법

ⓐ 나파모스타트 메실산염(nafamostat mesylate)

Point

- 출혈성합병증이 있는 경우에는 나파모스타트를 사용한다.
- 후탄(Futhan®) : 개시 초회투여 없이, 지속 30 mg/hr

나파모스타트는 단백질분해효소로 혈액응고에 관련된 일련의 효소반응을 억제하여, 응고진행을 저지한다. 반감기가 5~8분으로 짧고, 분자량이 약 500 Da으로 작아서 투석으로 제거되기 때문에 항응고작용이 체외순환 회로내로 거의 제한된다. 출혈병변을 합병한 환자에 대해서도 안정하게 사용할 수 있다. 가격은 고가이다. 적응은 생명에 위험을 미칠 정도의 중독한 출혈성 합병증(두개내출혈, 중증 소화관출혈, 심외막염, 폐출혈, 대수술후 등), 중대한 시력장애에 이를 가능성이 현저히 높은 진행성안저출혈.

나파모스타트는 드물게 과민반응을 보이는 증례도 있으므로, 초회 일시주사 없이 지속 30 mg/hr로 투여한다. 보통 모니터링 하지 않는다. 모니터하는 경우에는 ACT가 아니라 Celite-activated coagulation time (CCT)으로 모니터할 수 있지만, 정량성이 없어서 용량조정은 곤란하다.

일본외 국가에서는 나파모스타트가 고가이기 때문에, 출혈성변변이 있는 경우에는 혈류량을 고유량으로 해서 항응고제를 사용하지 않는 방법으로 시행하기도 한다.

b 저분자 헤파린(LMWH)

Point

- 저분자 헤파린은 가벼운 출혈, 또는 지혈곤란한 예에 사용된다.
- Dalteparin® : 체중 50 kg 미만 : 개시 초회량 1,500 U, 지속 500 U/hr
  체중 50 kg 이상 : 개시 초회량 2,000 U, 지속 500 U/hr

화학처리로 헤파린을 소분자화(3,000~6,000 Da)해서 헤파린의 항응고작용(항트롬빈, 항 Xa 활성이 중심) 가운데 항 Xa 활성을 남기고, 항트롬빈활성은 것의 없앤 것. 응고시간의 연장은 항트롬빈 작용에, 체외순환에서의 응고억제는 항 Xa 작용에 의존하기 때문에 저분자 헤파린은 체외순환에서의 항응고작용을 강하게 가지면서도 응고시간 억제는 약하게 억제할 수 있다. 적응증은 비교적 경증의 출혈성질환, 출혈경향(예를 들면 소수술후, 월경시, 천자부위 지혈곤란 등)으로 여겨지지만, 임상적인 에비던스는 명확하지 않다. (일본에서는) 나파모스타트 제네릭의 가격이 상당히 떨어졌기 때문에, 개인적으로는「출혈병변이 있으면 나파모스타트, 그렇지 않으면 헤파린」으로 충분하다 라고 생각한다.

또한 반감기가 헤파린의 2배 정도여서 투석 시작시에 일시주사로 투여하고, 지속투여를 하지 않는 방법도 가능하다.

교과서적으로는 시작 시점에 15~20 U/kg, 지속 1 시간당 6~10 U/kg. 본원에서는 표 1-3과 같이 하고 있다.

체중 50 kg 미만	개시 1,500 U	지속 500 U/hr
체중 50 kg 이상	개시 2,000 U	지속 500 U/hr

표 1-3 저분자 헤파린의 사용법

저분자 헤파린은 항트롬빈활성이 약하기 때문에 혈액응고시간을 연장하는 작용은 약해서, Lee White 시간, ACT, APTT로는 모니터할 수 없다. 향후 Xa 활성화응고시간(XCT)에 의해 저분자 헤파린의 투여량도 조정할 수 있게될 것이다.

c 아르가트로반(노바스탄®주, 트롬반®주)

일본에서 합성된 선택적 항트롬빈약제. AT-III를 매개하지 않은 항응고작용이 특징이다. 투석시의 항응로제로서는 AT-III 결핍으로 인해 헤파린으로는 충분한 항응고작용을 얻을 수 없는 환자 및 헤파린기인성 혈소판감소증(HIT) II형 환자에만 사용이 인정된다. 아르가트로반의 반감기는 30~50분으로 비교적 길고 선택적 트롬빈작용이 강해서, 출혈성병변을 합병한 증례에서는 사용하지 않는다. 투석 시작시에 10 mg을 투여. 그후 25 mg/hr로 지속투여. ACT 또는 APTT로 모니터하며, 5~40 mg/hr로 조절.

b 항혈소판제제

회로내 응고에는 혈소판 활성이 불가결하므로, 다이얼라이저내 잔혈이 심한 경우에는 항응고제에 보조적으로 항혈소판제제를 사용한다.

side memo 2

항응고제에 드는 비용(1회 4시간 투석에 드는 비용의 계산)

- 헤파린 : 약 250엔
- 프라그민® (dalteparin) : 약 1,500엔 (역주 - 한국내 보험약가 7500 IU 급여 6,926원)
- 나오타민® (nafamostat 제네릭):약 1,700엔
- 후탄® (nafamostat) : 약 9,000엔 (역주 - 한국내 보험약가 50 mg 급여 22,198원)

side memo 3

헤파린기인성 혈소판감소증(HIT)

헤파린기인성 혈소판감소증(HIT : heparin-induced thrombocytopenia)는 헤파린 투여로 인해 혈소판이 감소되는 병태를 말한다. 비면역기전에 의한 I형과 자가항체에 의한 II형으로 분류된다. 임상적으로 문제가 되는 것은 II형으로 헤파린 투여 5~10일 후에 저명한 혈소판감소를 일으키고, 때로는 중독한 동맥폐쇄, 정맥폐쇄를 일으킨다. 기전은 투여된 헤파린과 혈소판 제IV인자(PF4) 복합체에 대한 자가항체(HIT항체)가 혈소판에 결합, 혈소판을 활성화하여 혈소판 감소와 혈전형성을 일으키는 것이다. 면역학적 기전에 의한 것이므로 소량의 헤파린에도 일어날 수 있다. 치료로는 헤파린 중지, 및 대체 항응고제로서 아르가트로반을 제1선택으로 한다. 나파모스타트도 사용가능하다.

12 혈관통로(Vascular Access)

혈액투석에서는, 150~200 ml/min의 혈액을 투석기로 순환시킬 필요가 있다. 그러기 위해 혈액을 빼내는 부위를 혈관통로(vascular access)라 한다. 대표적인 부위는 상완에 만드는 동정맥션트 (arterio-venous shunt, 줄여서 '션트')이다. vascular access는 혈액투석의 생명줄과 같은 것이다.

참고 가이드라인 : 일본투석의학회『慢性血液透析用バスキュラーアクセスの作製および修復に關にするガイドライン』(일본투석의학회지 38 : 1491-1551, 2005)

(1) 자기혈관에 의한 동정맥루(AVF)

표준적인 혈관통로(vascular access).

통상의 정맥(예를 들어, 상완의 정중정맥)을 천자하여 혈류를 얻어도, 기껏 50 ml/min정도밖에 탈혈(脫血) 되지 않는다. 한편, 동맥에서는 충분한 혈류를 얻는 것은 가능하지만, 동맥은 심부에서 흐르고 있어 천자하기 어려운데다 지혈도 곤란하다. 동정맥이 근접해 있는 부위(손

목부위 등)에서 동맥과 정맥을 이으면 동맥의 혈류가 그대로 표재 정맥에 흐르게 되는데, 그 표재정맥(유출정맥이라 부른다)을 천자하여 혈류를 얻는다. 이것이 자기혈관에 의한 동정맥루(arterio-venou fistula : AVF)이다(그림 1-10).

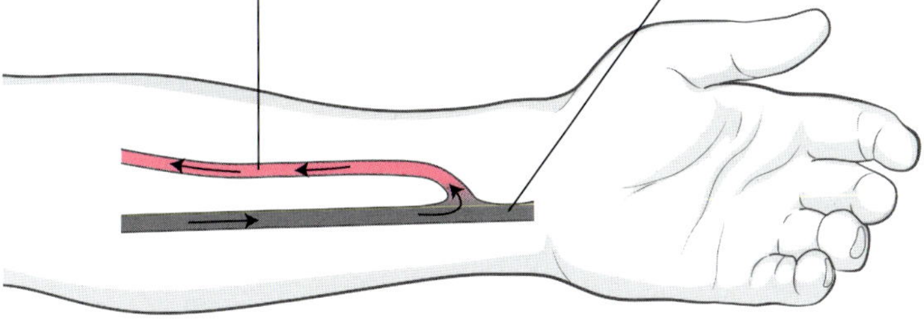

그림 1-10. 자기혈관으로 만든 동정맥루(AV shunt)

「門川俊明 外：シャントの作製, 透析導入テキスト (村井 勝 監修), p.39, 2005, 南江堂」으로부터 허가를 얻어 발췌전재

AVF는 개존성, 항감염성, 합병증 발생의 관점에서 vascular access로서 제1선택이다. AVF형성 부위의 제1선택은 수관절부 또는 해부학적 코담뱃갑(anatomical snuff box)이고, 이게 어렵다면 전완 중앙부, 이것도 무리라면 팔꿈치. 가능한 한 원위부에 만들지 않으면 장래 션트재건시 선택지가 좁아져 버린다. 가급적 잘 쓰는 팔(dominant arm)의 반대측에 형성한다. 형성 후 사용가능하게 될 때까지 통상 2주 정도 필요하다.

Point

혈관통로(vascular access)의 제 1 선택은 자기혈관으로 만든 AVF이다. 션트형성 부위의 제1 선택은 수관절부 또는 해부학적 코담뱃갑(anatomical snuff box)이고, 이게 무리라면 전완 중앙부, 그것도 안 된다면 팔꿈치로 한다. 가급적 잘 쓰는 팔(dominant arm)의 반대측에 형성한다.

(2) AVF를 만들 수 없는 경우의 혈관통로(vascular access)

a 인공혈관에 의한 동정맥션트(AVG)

사용가능한 동맥과 정맥 사이에 거리가 있어, 자기혈관으로 동맥과 정맥을 이을 수 없는 경우에는 인공혈관으로 동맥과 정맥을 이어서 vascular access를 형성한다(그림 1-11). 개존율(開存率) 면에서는 AVF에 뒤진다. 일반적인 E-PTFE(expanded-polytetrafluoroethylene : 늘여서 가공한 테플론)을 사용한 경우에는 천자까지 3~4주간 정도 필요. 한편 폴리우레탄 그래프트의 경우에는 조기에 천자가능하며 지혈이 용이하다는 이점이 있지만, 굴곡(kink)에 문제가 있어 E-PTFE 그래프트가 주류이다.

2008년 일본투석의학회의 조사에 의하면, AVF가 89.7%, AVG는 7.1%였다. 1998년에 시행된 조사에서는 AVF 91.4%, AVG 4.8%였던 것에 비해, AVG의 증가가 보였다.

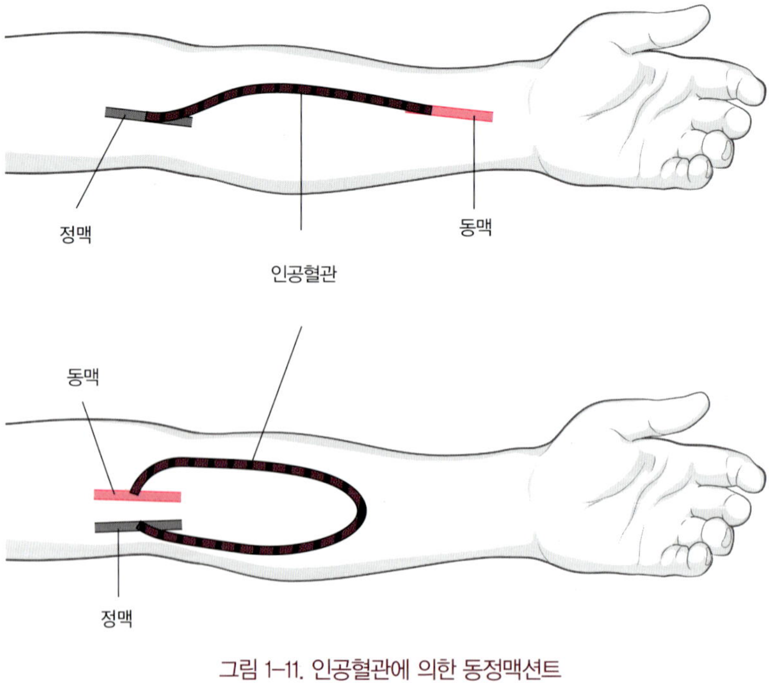

그림 1-11. 인공혈관에 의한 동정맥션트

ⓑ 동맥표재화

상완동맥(brachial artery) 등을 유리화하여 근막하에서 피부직하의 근막상부로 옮기고, 표재화괸 동맥을 직접 천자하여 혈류를 얻는 방법을 동맥 표재화라 한다. 동정맥 션트를 만들 수 없는 경우나 순환혈류량을 늘리고 싶지 않은 경우(심부전이 있는 경우 등)에 시행한다. 지혈이 어렵고, 동맥류를 만들기 쉬우며, 혈종이 생기기 쉬운 등의 결점이 있지만, 요령있게 쓰면 오래 쓸 수 있기도 하다. 시술 직후에는 혈관과 주위 조직의 유착이 많지 않아, 바늘을 빼고 난 후 혈종이 생기는 경우가 많기 때문에 술후 2주 이상(가능하면 3주간)기다려서 첫 천자를 시행한다. 그리고 혈류의 반송은 통상의 표재정맥을 통한다.

ⓒ 단기용 혈관 카테터

션트가 준비되어 있지 않은데 긴급히 투석이 필요해진 경우, 혈관내에 단기용 혈관카테터를 유치하여 투석을 시행한다. 내경정맥, 대퇴정맥이 자주 사용된다. double-lumen catheter와 거기에 수액점적용 라인이 추가된 triple-lumen catheter가 있다. 내경정맥에서 삽입하는 경우는 12 또는 16 cm의 카테터를, 대퇴정맥에 삽입하는 경우는 16 내지 20 cm 의 카테터를 사용한다.

일반적으로 제1선택은 우내경정맥(Rt. Internal jugular vein)으로 되어 있으나, 내경정맥에 삽입하는 경우에 혈흉(hemothorax), 혈종(hematoma)에 의한 질식 등 치명적인 합병증이 일어나는 경우가 있다. 한편 대퇴정맥의 경우, 감염증의 빈도가 높고 환자의 활동도 제한된다. 쇄골하정맥을 사용하면 기흉이 합병되는 빈도가 높고, 향후 동측 상지에 혈관접근(AV fistula 등)을 형성할 때 정맥고혈압증이 일어날 우려가 있어 가급적 피한다.

거치 기간은 3주간을 목표로 하고, 그 기간을 넘기는 경우엔 항구형 혈관접근(permanent vascular access)을 형성해야 한다. 그렇지만 발열이나 감염의 징후가 없으면, 3주간을 넘겨도 카테터를 새로 바꿀 필요는 없다.

혈관 카테터 삽입에는 중독한 합병증이 일정부분 일어난다. 구체적인 수기에 대해서는, 이하의 서적이 가장 자세하고 안전한 방법을 소개하고 있으므로, 거기 실린 방법을 스탠다드라 해야한다.

참고서적 : 森脇龍太郎?田中一之(編)『必ず上手くなる! 中心静脈穿刺-部位別穿刺法のコッと合併症回避のポイント』(羊土社, 2007)

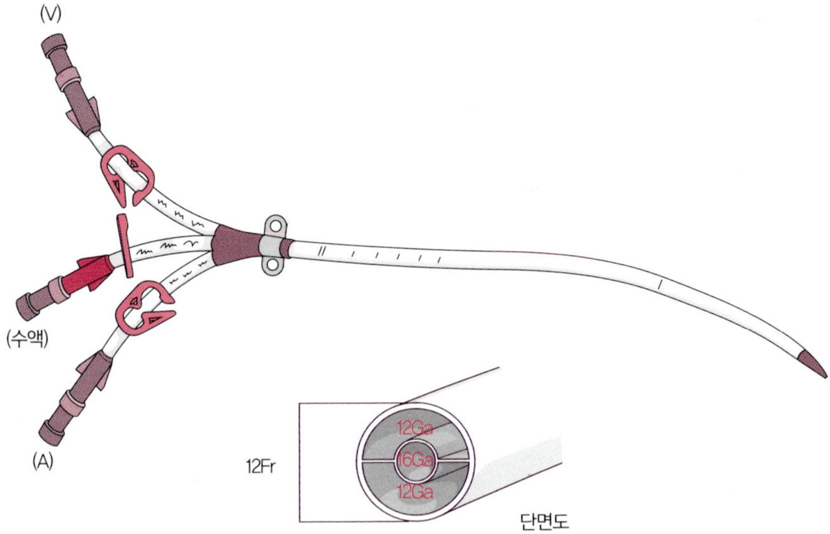

그림 1-12. 투석용 카테터

탈혈용(A), 반혈용(V)에 수액라인이 추가된 triple-lumen type의 투석용 카테터. Teleflex Medical Japan社의 허가 하에 작도.

d 장기형 혈관 카테터

자기동정맥이나 인공혈관에 의한 내부션트를 만들 수 없는 증례에서는, 장기형 혈관 카테터를 삽입하여 투석을 시행한다. 장기형 카테터는 통상 내경정맥에 삽입하지만, 피하의 터널을 형성하여 감염이나 우발적으로 빠지는 사고를 방지한다. Tesio-catheter®(medCOMP社) 등, 다양한 카테터가 있다. 최대의 문제점은 감염이다.

(3) 혈관통로(vascular access)의 트러블

a 션트의 폐쇄 · 협착

vascular access에 있어 가장 많은 트러블이다. 완전 폐색이 아니라면 PTA(경피적 혈관 형성술)로 협착을 해결할 수 있을 가능성도 있다. 외과적인 혈전제거술을 시행하는 경우도 있다. 이런 것들이 불가능하다면 션트를 새로 만들게 된다. PTA에 의한 개존율은 6개월에 50%정도라고 한다. 6개월 이내에 2회 이상 PTA가 필요하게 되는 증례는 외과적인 재형성을 고려한다.

b 션트 감염

특히 인공혈관에서 주의

c 스틸 증후군 (steal syndrome)

션트에 의해 동맥혈이 션트의 원위부로 충분히 흐르지 않게 되면서, 혈류부족으로 인해 수지의 냉감, 통증, 때때로 괴사를 일으키는 것. SLE(systemic lupus erythematosus)나 당뇨병 등, 원래 말초순환 장해가 생기기 쉬운 환자에 일어나기 쉽다. 치료로서는, 션트의 혈류량을 감소시키기 위한 봉축술(flow-limiting "banding"), 다른 장소에 새로운 션트의 재건, 표재동맥화로 전환 등의 방법이 있다.

d 동 · 정맥류

파열 임박한 것, 감염, 신경을 압박하는 것, 급속히 커지는 것은 외과적 치료의 대상이 된다.

e 정맥고혈압증

션트로 유입하는 혈액에 의해 본래의 정맥관류가 방해를 받아서, 손등이나 팔의 정맥확장, 울혈, 부종을 보이거나, 정도가 심한 예에서는 괴사, 궤양을 일으킨다. 엄지 손가락에 보이는 경우가 많고, 이것을 sore thumb syndrome이라 부른다.

13 투석 중 혈압저하의 예방

(1) 기전

혈액투석에 있어 최대의 트러블은 투석중 혈압저하이다. 크게 나누어 2가지 원인이 있다. 하나는 수분제거의 속도가 너무 빠른 것. 다른 하나는 dry weight가 너무 낮은 것이다. 추가적으로 원래 혈압이 떨어지기 쉬운 당뇨병, 심기능 저하 등도 원인이 된다.

수분제거의 속도가 너무 빠른 것 때문인지, dry weight가 너무 낮은 것 때문인지는 혈압이 떨어지는 타이밍으로 어느 정도 판단할 수 있다. 수분제거 속도가 너무 빠른 때의 저혈압은 투석 시작 전반에서 중간 정도에 일어나고, dry weight가 너무 낮아서 일어나는 저혈압은 후반부에 일어나는 경우가 많다.

(2) 투석 중 혈압저하의 예방

- 투석 사이에 염분과 수분 섭취를 줄임으로써 체중증가를 낮게 억제하여, 투석 시의 필요 제수량을 적게 한다. 투석를 거른 날수가 하루라면 체중의 3%, 이틀이라면 체중의 5%가 목표이다.
- 투석시간을 늘여서 수분제거의 속도를 낮춘다.
- 단계적 제수(전반에는 수분제거의 속도를 빠르게, 후반에는 느리게 한다)를 시행한다.
- dry weight가 너무 낮은 것은 아닌지 검토한다.
- 투석 전에 고혈압약의 투여를 중지한다.
- 투석 중 식사섭취를 줄인다.(식사섭취에 의해 소화관에 혈류량이 늘면서 순환혈류량이 감소하여, 혈압저하를 일으킨다)
- 약물요법으로서 리스믹®정(Amezinium methylsulfate) 10 mg, 또는 DOPS®정(droxidopa) 200 mg을 복용시킨다. DOPS®는 리스믹®보다 작용시간이 길고, 투석 후 기립성 저혈압이나 활력저하에 대해 효과가 인정되었다.
- ECUM의 병용
- HDF로 변경
- 알레르기(다이얼라이저나 nafamostat mesilate 등으로 인한)을 일으키고 있지는 않은지 체크한다.

(3) 혈압저하시의 대처

- 하지 거상
- 한외여과를 중지한다(수분제거를 멈춘다)
- 생리식염수의 주입

(4) 지속적인 저혈압에 대한 대처

- 10% NaCl의 지속주입(=고Na투석)
- GLYCEOL® [2] 의 지속주입

2 역주 : GLYCEOL® - 일본 츄가이(中外) 제약사에 발매된 glycerin과 과당의 혼합물(osmotic agent)

- 리스믹®의 투여
- 노르에피네프린의 지속 투여
- 도파민의 지속 투여
- 투석액의 온도를 낮춘다.

14 혈액투석처방의 실제

이 장의 정리로서 혈액투석처방의 실제 순서를 정리해둔다.

Point

혈액투석처방의 실제

- 혈액정화요법 모드의 선택(통상은 혈액투석)
- 다이얼라이저의 선택(투석량을 결정하는 파라미터)
- 투석시간의 결정(투석량을 결정하는 파라미터)
- 혈류량의 결정(투석량을 결정하는 파라미터)
- 제수량의 결정
- 항응고제의 사용
- 필요하다면 투석액 조성의 변경
- 환자의 상황을 봐서, 출장 투석으로 할 것인지, 투석센터에서 할 것인지 판단한다.

투석처방에 있어 특히 중요한 것은 제수량의 설정과 투석량의 설정이다. 다시 한번 복습한다.

Point

투석처방의 발상

① 제수량과 투석량으로 나누어 생각한다

② 제수량의 기본은 전회 투석후에 증가한 분량만큼 제거하는 것을 기본으로 하며, 환자의 상태에 맞추어 증감한다.

③ 투석량의 기본은 전회 투석의 조건과 같게한다는 것. 전회 투석의 요소제거율(URR)을 참고로 하여 투석의 과부족(過不足)을 고려해 투석량을 증감한다.

예제 4	안정된 유지투석환자의 이전 투석이 다음과 같았다. · 투석전 체중은 78.3 kg, 투석후 체중은 76.4 kg. · 투석전 UN은 80 mg/dl, 투석후 UN은 42 mg/dl. · 투석시간은 3시간. 혈류량은 180 ml/min. · 투석중에 저혈압을 일으켜, 수액보충을 통해 회복하였다. 이번 투석 전 체중은 77.4 kg이었다. 이번에는 처방(제수량, 혈류량, 투석시간)을 어떻게 해야 좋을까?
답	제수량과 투석량을 나누어 생각한다. 우선 제수량에 대해 생각해 보자. 수분제거는 지난 번 투석후의 체중 76.4 kg이 목표이므로, 특별히 고민하지 않으면 77.4 - 76.4 = 1.0 kg이 된다. 그런데 신경 쓰이는 부분이 하나 있다. 지난 투석 중에 혈압저하를 일으켜, 수액보충을 하고 회복되었다는 점이다. 따라서 76.4 kg은 dry weight로서 하한선에 가까운 아슬아슬한 것인지도 모르겠다. 그렇지만 지난 번의 제수량은 1.9 kg, 이 번은 증가 폭이 1.0 kg으로 적으므로, 문제없이 수분제거를 할 수 있을 지도 모른다. 제수량을 1.0 kg으로 할지, 조금 줄일지 고민되는 부분이다. 다음으로 투석량에 대해 생각해 보자. 우선 지난 투석이 충분한 투석량이었느냐 하는 것이다. 지난 투석에서의 URR은 50%에 못 미치므로 불충분하다. 투석시간을 연장하거나, 혈류량을 늘리거나, 또는 다음 번부터 다이얼라이저를 크게 하거나 하는 연구가 필요. 이 번엔 우선 투석시간을 3.5시간으로 연장한다. 혈류량을 늘려도 좋지만, 일단 투석시간만 연장해서 URR이 얼마나 될지 경과를 보고 싶다. 투석시간을 연장한다면, 시간당 제수량은 꽤나 적으므로 1.0 kg의 제수도 가능하다고 생각된다. 결론적으로 저자라면 일단 제수량 1.0 kg, 혈류량 180 ml/min, 투석시간 3.5 시간으로 처방해 보겠다.

제 2 장

보존기 → 투석도입 환자의 매니지먼트

신장내과의에게 있어 투석도입의 타이밍은 가장 어려운 문제이다. 환자와 시간을 들여서 이야기하고, 환자의 가족에게도 투석치료를 이해시킬 필요가 있다. 의사만이 아니라, 간호사, 사회사업가를 포함해 팀(team)의료가 필요하다.

본서는 혈액투석만 취급하지만, 혈액투석에 더해 복막투석, 신이식이 신대체요법의 3가지 큰 기둥이다. 3가지 치료법의 이점, 결점을 환자에게도 이해시켜서, 환자가 적당한 치료방법을 선택하게 한다.

1 보존기의 매니지먼트

(1) 신기능의 지표

신기능의 지표는 Cr과 UN에 더해 최근 eGFR을 많이 사용하게 되었다.

a GFR(사구체여과율)

정상치 : (남성) 131 ± 24 ml/min/1.73 ㎡
(여성) 120 ± 17 ml/min/1.73 ㎡

- GFR은 가장 정확한 신기능의 지표로, 이눌린(inulin)을 이용해 GFR 측정이 가능하지만 통상적으로는 하지 않는다.
- 사람에서는 신중량과 체표면적 사이에 좋은 상관관계가 있으므로, 신장 clearance는 체표면적 보정을 한다. 국제표준치는 1.73 ㎡.

b 혈청 크레아티닌(Cr : creatinine)

정상치(효소법) : (남성) 0.6~1.0 mg/dl
(여성) 0.4~0.8 mg/dl

- 가장 많이 사용되는 신기능의 지표.
- Cr은 근육에서 유래한 대사산물이다. 한 개인에서는 생산량이 안정되어 있으며, Cr은 신장에서 배설되기 때문에 신기능저하에 따라 혈청 Cr치는 증가한다.
- Cr 생산량은 근육량에 의존하기 때문에 성별, 연령, 인종, 영양상태 등 신기능 이외의 요인으로 수치가 변화한다.
- 경도 신기능저하 증례의 진단은 곤란. 고령자나 여성 등 근육량이 적은 증례에서는 신기능저하에도 불구하고 혈청 Cr이 기준치 이내에 있는 경우도 드물지 않다.
- 해외에서 사용하고 있는 Jaffe법은 비특이적 발색물질에 영향을 받기 때문에, 일본에서 이용되고 있는 효소법에 의한 혈청 Cr치보다 약 0.2 mg/dl 높은 값이 된다.

c 요소질소(UN : urea nitrogen)

정상치 : 8~20 mg/dl

- 요소는 역사적으로 요소분자의 질소량으로 표시되기 때문에, 요소질소로서 측정된다.

- 요소는 세포막을 자유로이 통과 · 확산하는 성질이 있어 적혈구 중에도 거의 같은 농도로 확산한다고 생각되기 때문에, 관습적으로 혈중요소질소(BUN)으로 불리고 있지만, 실제로는 전혈(whole blood)이 아니라 혈청(serum)의 요소질소 농도를 측정하고 있으므로 요소질소(UN)라 불러야 한다.[3]
- 요소질소는 신기능악화에 따라 상승하고 신기능의 지표로서 오랜 기간 사용해 왔지만, 혈청 Cr 보다 신기능 이외 요인의 영향을 더 많이 받기 때문에 신기능과의 상관은 (Cr 보다) 한층 낮다. 임상 현장에서는 혈청 Cr과 함께 측정되는 경우가 많다.
- UN/Cr > 10인 경우, 이하의 병태를 생각한다.
- 과잉 단백질 섭취
- 소화관 출혈
- 화상, 고열, 대량 스테로이드 투여, 수술, 소모성 질환 등의 체단백질 이화항진(catabolic state)
- 탈수증
- 요로불완전 폐색
- 요관직장 문합

d 혈청 시스타틴 C (cystatin c)

정상치 : 0.53~0.95 mg/l

- 혈청 시스타틴 C는 혈청 Cr과 거의 같은 움직임을 보이는 신기능 지표이지만, 연령, 성별에 영향을 받지 않고, 신기능 이외의 요소에는 영향을 받지 않는다. 또 혈청 Cr이 증가하지 않는 경도의 신기능저하에도 혈청 시스타틴 C는 상승을 보이는 점이 혈청 Cr에 대한 advantage(이점)이다.
- 시스타틴 C는 분자량 13,000 Da의 저분자 단백질(cysteine proteinase inhibitor)이고, 전신 유핵세포에서 일정한 비율로 생산된다. 사구체에서 여과된 후, 거의 대부분이 근위세뇨관에서 재흡수, 분해되므로 혈중 농도는 GFR에 의존한다.
- 일본의 보험에서는 혈청 Cr, UN으로 신기능 장해가 의심되는 경우에만 3개월에 1회 산정 가능.

---

3 역주 : 또는 serum UN (SUN)이라 부른다.

e 크레아티닌 청소율(C_{cr} : creatinine clearance)

- GFR 대용으로 크레아티닌 청소율(C_{cr})이 널리 사용되어 왔다.
- 혈청 Cr에 비해 경도의 신기능 장애도 검출가능하다.
- 2시간법과 24시간법이 있다. 24시간법이 표준. 24시간법에서는 소변을 잘 모으는 것이 필수인데, 정확하게 소변을 모으는 것은 어렵기 때문에 오차의 큰 원인이 된다. 그러나 24시간 소변에서는 Na, K, 요소배설량을 동시에 측정하기 때문에, 염분, 단백질의 추정섭취량을 계산할 수 있어 식사관리에도 도움이 된다.
- 실제 측정한 GFR과 동시에 측정한 C_{cr}을 비교하면, GFR이 80 ml/min/1.73 ㎡에서는 Ccr은 GFR보다 20% 높은 정도이지만, GFR 20 ml/min/1.73 ㎡에서는 C_{cr}이 GFR의 2배가 된다. Cr은 요세관에서 분비되고 있어, 특히 GFR 저하시에 Cr의 세뇨관 분비 비율이 늘어나기 때문이다.
- C_{cr}의 계산식으로서 Cockcroft-Gault 공식이 유명하다.

$$C_{cr}(ml/min) = (140 - 나이) \times 체중(kg)/72 \times serum\ Cr$$

※ 여성의 경우는 0.85를 곱한다.

f eGFR(estimated GFR)[4]

최근 일본인을 샘플로 한 실제측정 GFR치로부터 일본인의 GFR 추산식이 만들어져, eGFR을 계산하여 일상의 임상에 자주 사용하게 되었다.

$$eGFR(ml/min/1.73\ m^2) = 194 \times (serum\ Cr)^{-1.094} \times (나이)^{-0.287}$$

※ 여성의 경우는 0.739를 곱한다

※ 혈청 Cr치는 효소법으로 측정한 값을 쓴다.

4 역주 : MDRD(Modification of Diet in Renal Disease Study Group) 공식에 의한 estimated GFR과 같은 방법으로 상수가 조금 변한 형태이다. $eGFR(ml/min/1.73m^2) = 186 \times (serum\ Cr)^{-1.154} \times (나이)^{-0.2203} \times$ [1.212 흑인인 경우] × [0.742 여성인 경우]

(2) 만성신부전의 자연경과

a 만성신부전의 자연경과

만성신부전은 혈청 Cr 2 mg/dl 이상, GFR 30 ml/min 이하의 신기능장애 상태를 가리킨다. 투석에 들어가기 전의 만성신부전 상태는 만성신부전 보존기(保存期)라 부르고 있다. GFR을 지표로서 만성신부전의 자연경과를 표시한 것이 그림 2-1이다.

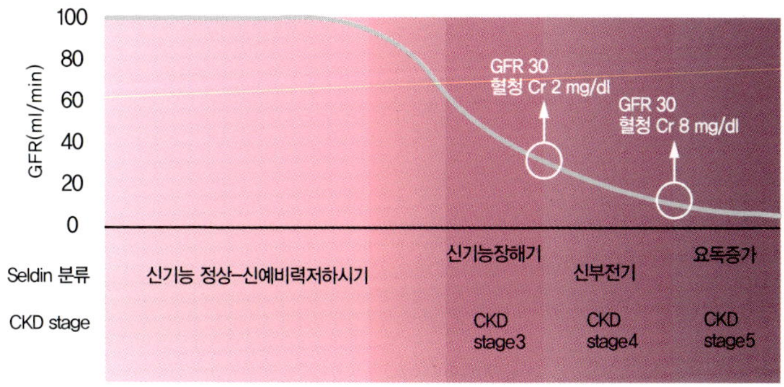

보존기신부전 말기신부전(ESRD)=신대체요법이 필요

그림 2-1. 만성신부전의 자연경과

만성사구체염이든, 당뇨병성신증이든 발병하고 즉시 신기능이 저하되는 것은 아니다. 발증해도 당분간은 신기능이 100전후가 유지된다. 그 뒤에 서서히 신기능이 저하되어 간다. 혈청 Cr 2 mg/dl에서 평균 7년이 지나 투석도입이 된다는 보고가 있지만, 신장병이 생기고 나서 투석도입에 이르기까지의 기간은 원인 질환에 따라 크게 다르다. 예를 들어, IgA신증은 통상 10~20년, 당뇨병성신증의 경우 단백뇨가 출현하고 5년 정도, 급속진행성사구체신염(rapidly progressive glomerulonephritis : RPGN)의 경우 치료를 하지 않으면 수주~수개월 정도에 투석도입에 이른다.

종래 만성신부전의 병기분류로서는, Seldin에 의한 병기분류가 사용되어 왔다(표 2-1).

병기	분류명	GFR
제 1기	신예비력 저하	< 50
제 2기	신기능장애	30～50
제 3기	신부전	10～30
제 4기	요독증	< 10

표 2-1. Seldin에 의한 병기분류

환자의 신기능이 만성신부전의 자연경과 중 어디에 위치하는 것인가? 만성신부전의 자연경과를 이해하고, 다음 3개의 혈청 Cr 수치를 이정표로 하면 좋다.

Point

- 혈청 Cr = 1 mg/dl (GFR = 100) → 정상치의 상한
- 혈청 Cr = 2 mg/dl (GFR = 30) → 2를 넘으면 만성 신부전
- 혈청 Cr = 8 mg/dl (GFR = 10) → 8을 넘으면 투석

GFR이 얼마 이하면, 장래 투석도입으로 갈 가능성이 생길까? 일본인의 건강검진 데이터를 이용한 시뮬레이션에 의하면, 75세 미만의 경우 50 ml/min이하, 75세 이상의 경우 40 ml/min이하가 장래 투석도입의 리스크로 여겨진다.

b 만성신장병(CKD)

점점 늘어가는 투석환자수를 억제하기 위해서는 만성신부전의 상태가 되기 전의, 훨씬 이른 단계에서 개입하지 않으면 안 된다는 관점에서 최근 만성신장병(CKD : chronic kidney disease)라는 개념이 사용되게 되었다. CKD의 정의는 이하와 같다.

Point

CKD의 정의

- ①, ② 중 하나, 또는 둘이 3개월 이상 지속되는 것
  ① 뇨이상, 영상진단, 혈액, 병리에서 신장애의 존재가 명백
  (특히, 단백뇨의 존재가 중요)
  ② GFR < 60 ml/min/1.73 ㎡

이 정의에 의하면, GFR이 정상이라도 단백뇨가 지속하는 것만으로 CKD라 진단되며, 신기능의 cut-off를 GFR 60으로 하여 상당히 조기의 신기능 저하자를 CKD로 취급하게 되었다. 이 정의에 기초해 추계하면, 일본인 성인의 10.4%가 CKD에 상당한다.

신기능에 대해, GFR에 의해 표 2-2와 같이 stage 분류되어 있다.

Stage	분류명	GFR
Stage 1	정상 신기능의 신장애	90 이상
Stage 2	경도 신기능 저하	60~89
Stage 3	중등도 신기능 저하	30~59
Stage 4	고도 신기능 저하	15~29
Stage 5	신부전	15 미만 또는 투석

표 2-2. CKD의 Stage 분류

본서에서는, CKD의 stage 4이상의 환자를 주로 취급하므로, CKD보다 만성신부전이라는 용어를 써서 서술해 나간다.

c 만성신부전 환자의 증상

일반적으로는 무증상이다. 자각할 수 있는 증상으로서는 다뇨(多尿)가 있다. 이것은 신장의 농축력이 조기에 저하되기 때문이다. 특히 야간에 소변을 보러 일어나는 횟수가 많아지는 것을 자각하는 환자가 많다. 소변(urine)은 투석도입에 이르기까지 남아있다. 오히려 희석뇨(稀釋尿)가 건강한 사람에 비해 많이 나온다. 또 부종이나 권태감 등을 호소하는 환자도 많다. 검사상 이상으로서는 빈혈, 고뇨산혈증(hyperuricemia), 고인산혈증

(hyperphosphatemia), 저칼슘혈증, 고칼륨혈증, 고혈압, 산증(acidosis) 등이 보인다.

혈청 Cr이 8 mg/dl를 넘으면, 언제 요독증 증상이 나타나도 이상하지 않다. 많은 경우 감기 등을 계기로 갑자기 요독증이 나타난다. 요독증의 증상으로는,

- 소화기 증상(오심, 구토, 식욕부진)
- 현저한 체액저류(전신 부종, 심부전, 폐부종)
- 신경증상(때로 의식장애)
- 출혈경향
- 고도의 전해질 이상

등이 있다. 그러나 혈청 Cr이 10 mg/dl를 넘어도 요독증이 나타나지 않는 사람도 있다. 8 mg/dl를 넘는다고 해서 반드시 나타나는 것도 아니며, 당뇨병성신증(diabetic nephropathy) 등에서는 5 mg/dl에서도 체액과부하(fluid overload) 등의 중독한 요독증상이 출현하는 경우도 있다.

(3) 만성신부전 보존기의 치료

본서는 혈액투석을 주제로 한 책이므로 포인트만 정리한다. 상세하게는 일본신장학회(편) : 『근거중심 CKD 가이드라인(エビデンスに基づくCKDガイドライン)2009』(東京医学社, 2009)를 읽을 것을 권한다.

ⓐ 신기능저하의 진행을 억제하는 치료법

일반적으로 만성신부전은 비가역적인 것으로 치료되지 않는다. 진행의 스피드를 억제하는 것이 치료의 중심이다. 신기능저하의 진행을 억제하는 약물치료는 이하와 같다.

Point

신기능저하 진행을 억제하는 약물치료

- 가능하면 원인 질환을 치료
- 강압제 의한 혈압 콘트롤
- ACE(angiotensin 전환 효소) 억제제 또는 ARB(angiotensin Ⅱ 수용체 길항제)의 복용
- 이뇨제
- 경구흡착제(크레메진®)
- 빈혈관리

이 가운데 강한 에비던스(evidence)가 뒷받침되고 있는 것은 강압제에 의한 혈압 콘트롤과 ARB 또는 ACE 억제제의 복용이다.

b 혈압관리

Point

만성신부전환자의 목표 혈압

- 130/80 mmHg 미만
- 단백뇨가 1 g/day 이상인 경우는 125/75 mmHg 미만

강압제의 선택

- 제 1 선택은 ACE 억제제 또는 ARB
- 목표 혈압의 달성을 위해, 제 2 선택약(CCB[calcium channel blocker], 이뇨제)과의 병용요법을 고려한다.

c ACE 억제제, ARB의 사용법

만성신부전 환자에서 ACE 억제제와 ARB 사용에 관한 포인트를 정리한다.

- ACE 억제제와 ARB는 혈압만이 아니라, 얼마나 단백뇨가 억제되었는지를 기준으로 증량한다. 목표 뇨단백은 0.5 g/day (0.5 g/gCr) 이하이다.
- 만성신부전 환자에 ACE 억제제와 ARB를 투여하면, 혈청 Cr이 상승하는 경우가 있다. 그러나 이전 값에서 30% 상승 또는 1 mg/dl 증가까지는 약리효과에 의한 것으로 보고 그대로 투여해도 좋다.
- 신기능저하가 진행된 만성신부전 환자에서도 ACE 억제제와 ARB는 투석도입을 늦추는 효과가 있지만 저용량으로 신중히 시작한다.
- ACE 억제제와 ARB를 만성신부전 환자에 투여할 때는 고칼륨혈증에 충분히 주의한다.
- ACE 억제제와 ARB 사이에 효과는 차이가 없다는 점이 ONTARGET 등의 대규모 임상시험에서 밝혀졌다. 다만 ACE 억제제에서는 마른 기침의 부작용이 많다.
- ACE 억제제와 ARB의 병용요법이 ACE 억제제 단독이나 ARB 단독보다 월등하다는 에비던스(evidence)는 없다.

ⓓ 경구흡착제

경구흡착제(크레메진®)는 만성신부전환자에서 투석도입을 지연시켜 줄 가능성이 있다.

ⓔ 고칼륨혈증의 관리

만성신부전 환자에서 소변량은 유지 또는 차라리 다뇨(多尿)이기 때문에 고칼륨혈증은 일어나기 힘들다. 하지만 최근 만성신부전 환자에게 ACE 억제제나 ARB와 같은 고칼륨혈증을 일으키기 쉬운 약을 처방하는 경우가 많아지면서 고칼륨혈증을 자주 보게 되었다. 우선은 K를 많이 포함한 과일, 익히지 않은 야채의 섭취를 줄이고, 그래도 고칼륨혈증이 지속되면 양이온교환수지(e.g. Kayexalate®)를 투여한다.

ⓕ Ca, P 관리

만성신부전 환자에서 혈청 P 농도가 높으면 신기능장애가 진행하여 예후가 불량해지기 때문에 식사 중 P의 섭취를 제한하고 불충분한 경우는 P 흡착제를 투여한다. P가 콘트롤된 상태에서 Ca이 낮거나 PTH가 높다면 활성형 비타민 D 제제를 투여한다. 그러나 만성신부전 보존기 환자의 혈청 Ca 농도, 혈청 P 농도 관리의 최적목표치는 명확하지 않다. 제 3장 3 Ca, P 대사이상 항목도 참조할 것

ⓖ 빈혈의 관리

제 3장 2 (3)ⓒ 투석도입전 신장성빈혈치료 항목을 참조할 것

h 식사요법

Point

만성신부전 보존기 환자의 영양

- 비만을 바로잡기 위해 노력
- 만성신부전 환자의 에너지 필요량은 건강한 일반인과 같은 정도로 충분하고, 성별, 연령, 신체활동을 감안해 27~39 kcal/kg/day가 추천되고 있지만, 실제적으로는 30~35 kcal/kg/day를 기준으로 지도하는 경우가 많다. (비만한 당뇨병에서는 25~30 kcal/kg/day로 한다)
- 만성신부전 환자에 있어 단백질 섭취제한(0.6~0.8 g/kg/day)은 유익하다
- 염분섭취량 기본은 6 g/day 미만이다.

추가로 여기서 말하는 체중은 현재 체중이 아니라, 표준체중(=22 × [신장(m)] × [신장(m)])을 가리킨다.

(4) 신기능 악화를 막는다

a 보존기 신부전 환자에서의 조영제 사용검사

- 만성신부전 환자에서는 가능한 한 조영제를 사용한 검사를 하지 않고 대체검사방법을 검토한다.
- 조영제가 사용된 후 48~120시간 정도에 걸쳐 혈청 Cr이 사용전에 비해 25% 이상 상승, 또는 0.5 mg/dl의 상승이 있는 경우를 조영제신증(contrast-induced nephropathy : CIN)이라 한다.
- 조영제신증의 통상 경과는 3일째 무렵에 Cr이 피크가 되고, 10일 정도에 정상화되는 것이다.
- 조영제신증의 위험인자 중 최대 요소는 기존의 신기능장애(혈청 Cr 1.5 mg/dl 이상)와 당뇨병이다. 그 외에 75세 이상, 탈수, 심부전, 간경변, 신증후군(nephrotic syndrome), 단백뇨, NSAIDs(비스테로이드성 소염제)의 사용 등이다.
- 조영제신증의 위험인자가 되는 약물로는 NSAIDs, 혈압약, 이뇨제, 메트포르민(metformin)이 있고, 조영제를 사용하기 전에는 중지하는 것이 바람직하다.

- 충분한 수액보충을 시행하여 소변량을 유지하는 것이 유일하게 근거가 있는 예방법이다. 구체적으로는 생리식염수를 1 ml/kg/hr의 속도로 검사 2~12시간 전부터 토탈 24시간 수액을 준다. 1일 소변량 2,000 ml 이상을 목표로 한다. 이뇨제 사용은 조영제신증의 리스크를 높이기 때문에 사용하지 않는다. 1/2 생리식염수(half-saline)보다 생리식염수 쪽이 효과적이라는 의견이 많다(Arch Intern Med 162 : 329-36, 2002).
- 아세틸시스테인(acetylcystein) 제제의 조영제신증 예방효과는 한때 에비던스가 있다고 생각되었으나, 최근 메타해석(meta-analysis)에서는 부정되었다. 일본에서는 보험적용 되지 않는다.
- 조영제 투여후에 조영제 제거 목적으로 투석을 시행하는 시설도 많았지만, 최근의 메타해석은 조영제 투여후의 혈액정화요법은 조영제신증 예방효과가 없다고 결론지었다(Cruz DN : Am J Kidney Dis 48 : 361-371, 2006).
- 최근 만성신부전 환자의 관상동맥혈관조영(CAG)에 대해 소극적인 자세가 리스크가 되고 있음이 지적되었다. 급성심근경색으로 입원한 85,743 예를 대상으로 한 코호트연구에서, 만성신부전 환자는 동등한 적응증을 가진 신기능정상례에 비해 CAG를 받은 비율이 1/2에 불과했다. (실시율 52.6% vs 26.4%) 만성신부전 환자의 예후 측면에서 CAG 검사의 OR(odds ratio)는 0.58이었다(즉, CAG 검사를 통해 개입함으로써 예후가 개선된다) (Chertow GM : JASN 15 : 2462, 2004).

ⓑ 신기능 악화를 초래하는 약물 투여를 피한다.

- 소염진통제 : 만성신부전 환자의 신기능장애 진행에 관해서 안전성이 확립된 소염진통약은 없고, 어느 약제도 가능한 한 소량 단기간 투여한다.
- 항균제 : 항균제를 사용할 때는 고령자, 순환혈장량 감소, 이뇨제의 사용, 신장애를 일으키기 쉬운 약제와의 병용 등에 주의할 필요가 있다. 혈중 농도와 독성이 직접 연관된 아미노글라이코시드계 항생물질이나 반코마이신 등의 투여 시에는 약제의 혈중농도를 측정해야 한다. 항진균제 암포테리신 B도 급성세뇨관장해를 일으키기 쉽다.

ⓒ 운동

- 신체활동의 유지 : 만성신부전 환자에게 안정 운동제한을 일률적으로 해야하는 것은 아니며, 비만 교정, 당뇨병 신규발증의 예방, 고혈압 치료, 심혈관계 질환(cardiovascular disease : CVD) 예방을 위해서 신체활동을 유지해야 한다.

- 운동강도 : 운동피로를 일으키지 않을 정도의 운동(5 METs 전후)가 안정된 만성신부전을 악화시킨다는 근거는 없고, 합병증 등의 신체상황이 허락하는 한 정기적 운동이 권장된다.

d 금연

흡연은 만성신부전의 발증 및 진행에 관련된 독립적 위험인자이고 CVA 발병 리스크를 증가시키므로, 만성신부전 환자는 금연을 해야한다.

e 음주

중등량의 음주(에탄올 20~40 g/day)는 만성신부전의 리스크가 되지 않고 오히려 진행을 억제하며, CVD의 발병도 억제한다. 한편 대량음주(에탄올 60 g/day)는 만성신부전의 리스크가 되고, CVD의 발병도 증가시키기 때문에 피해야 한다.

2 3가지 신대체요법

말기신부전의 신대체요법에는 혈액투석, 복막투석, 신장이식의 3가지가 있다. 일본에서는 95%의 환자가 혈액투석을 치료법으로 선택하고 있는 상황이다. 복막투석환자가 다른 나라에 비해 적은 것은 환자들이 충분히 설명받지 못한 것이 이유라고 생각된다. 신장이식이 적은 것은 공여자(donor)가 부족한 것이 그 이유이다. 신대체요법을 개시하기 전에 3가지 치료에 대해 충분한 정보를 제공해서, 환자상황에 가장 적합한 방법을 선택하게 한다. 본서에서는 복막투석과 신장이식에 대해서는 취급하고 있지 않으므로 각각의 장단점을 나열하는 것에 그친다.

a 혈액투석

[장점]

일본에서 가장 보급된 치료법으로 세계적으로도 성적이 좋다. 일본에는 많은 투석시설이 있어 접근성도 좋고, 의사의 진찰을 자주 받을 수 있다는 메리트가 있다.

[단점]

시간적 제약이 가장 큰 단점이다. 또 수분섭취제한, 식사제한이 다른 신대체요법보다 심하다. 주사바늘에 의한 천자도 고통스럽지만, 최근에는 국소마취제 테이프의 부착에 의해 상당부분 완화할 수 있다. 혈액투석에 있어 혈관통로(vascular access)가 생명줄이 되므로 양호한 상태로 유지하는 것이 필수적이다.

b 복막투석

[장점]

QOL이 높다는 것이 최대의 장점이다. 환자의 상태에 따라서는 APD(Automated Peritoneal Dialysis)로 낮시간의 백교환도 최소한으로 하는 것이 가능하다.

통원 횟수는 월 1~2회로 적어서 시간적 구속이 적다. 의학적인 견지에서 보면, 단시간에 혈액을 정화하는 혈액투석에 비해 천천히 지속적으로 혈액을 정화하는 복막투석은 투석에 동반한 부작용이 적다. 특히 심장이나 혈관에 부담이 적다. 잔여 신기능이 혈액투석보다도 보존된다고 생각되고 있다. 또 식사제한이 혈액투석에 비해 완화된다.

[단점]

혈액투석에 비해 환자가 자립적으로 규칙적인 치료를 할 필요가 있다. 가족이나 근무처의 협력도 필요. 투석액 교환시에 투석액에 세균이 혼입되어 복막염을 일으킬 위험이 있지만, 최근 기구의 개량에 의해 복막염 빈도는 낮아지고 있다. 최대의 문제는 복막기능이 서서히 저하되는 것이다. 또 피막성복막경화증(encapsulating peritoneal sclerosis : EPS)의 리스크가 있어 도입 후 8년을 넘기면 리스크가 높아진다. 복막기능 저하와 EPS 리스크로 인해, 복막투석은 평생 할 수 있는 것이 아니라 5~8년 밖에 할 수 없는 치료이다.

c 신장이식

[장점]

투석에서 해방된다. 모든 신장기능이 회복되는 유일한 신대체요법이다.

[단점]

최대의 문제는 도너(donor) 부족으로, 희망한다고 누구나 받을 수 있는 것이 아니다. 특히 일본에서는 신장 기증이 압도적으로 부족하고, 대부분은 생체신이식이지만, 생체신이식은 일본에서 가족 밖에 도너가 될 수 없기 때문에 이식 챈스는 제한되어 있다. 면역억제제를 평생 복용하지 않으면 안되고, 면역억제제에 의한 합병증 리스크(감염증, 악성종양)가 있다. 이식한 신장이 영원히 기능할 수 있는 것도 아니다. 면역억제제의 개량에 의해 신장의 생착 년수는 늘고 있지만 15년 정도라고 생각된다.

3 투석도입의 타이밍

(1) 투석도입의 타이밍

어느 타이밍에 도입할지가 가장 어렵고 콘센서스(consensus)도 없다. 현재의 표준적인 생각을 기술하면 다음과 같다.

Point

투석도입의 타이밍

- 투석도입의 시기는 임상증상, 신기능검사, 일상생활의 장애정도, 연령, 원인질환 등으로부터 종합적으로 판단한다
- 객관적인 기준으로서, 혈청 Cr 8 mg/dl 이상, C_{cr} 10 ml/min 이하
- 중독한 증상이 출현하기 이전에 도입하는 것을 목표한다
- 당뇨병성 신증의 경우는, 혈청 Cr이 낮은 상태에서도 심부전 증상이 출현하기 쉬우므로 조기에 투석 개시가 필요.
- 요독증상이 생긴 경우는, 혈청 Cr이 8 mg/dl에 달하지 않아도 혈액투석 개시를 고려한다.

개인적으로는 혈청 Cr이 6~7 mg/dl가 되면, 가능한 빨리 혈관통로(vascular access)를 만들도록 권한다(당뇨병성신증의 경우는, 혈청 Cr 5 mg/dl 정도에서 혈관통로을 만든다). 일단 혈관접근을 만들어 두면, 여차할 때 바로 시작할 수 있다. 혈관통로가 없이 긴급투석을 하게 되면, 1개월 이상의 입원이 필요해 지는 것을 설명하여 환자에게 납득시킨다. 혈관접근을 만들면, 다음은 외래에서 도입 타이밍을 살피기만 하면 된다.

일본에서는 혈청 Cr 8 mg/dl 이상, Ccr 10 ml/min 이하가 투석도입에 관한 객관적인 기준의 하나로 되어 있지만, 그것은 그 수치가 (일본)신체장해자 1급의 취득요건으로서 중요시되기 때문이다. 이 수치가 되기를 기다려 투석도입을 하는 시설도 많다.

⑵ 투석도입 타이밍에 관한 다양한 의견

투석도입 타이밍에 관해서는 현재도 콘센서스가 없으므로 참고로 다양한 에비던스나 가이드라인의 견해를 열거한다.

a 일본의 현황

현재 일본에서 투석도입의 기준이 된 것은 1991년 후생성 신부전의료연구사업으로 보고된, 소위 카와구치(川口)기준이다(표 2-3).

<table>
<tr><td>I. 임상증상</td><td>1. 체액저류(전신성 부종, 고도의 저단백혈증, 폐부종)
2. 체액이상(관리불가능한 전해질산염기평형이상)
3. 소화기이상(오심, 구토, 식욕부진, 설사 등)
4. 순환기증상(중독한 고혈압, 심부전, 심낭염)
5. 신경증상(중추 · 말초신경장해, 정신장해)
6. 혈액이상(고도의 빈혈증상, 출혈경향)
7. 시력장해(요독증성망막증, 당뇨병성망막증)
이 1~7의 소항목 중 3개 이상이면 고도(30점), 2개면 중등도(20점), 1개면 경도(10점)라 한다.</td></tr>
<tr><td>II. 신기능</td><td><table>
<tr><th>serum Cr (mg/dl) (C_{cr} ml/min)</th><th>점수</th></tr>
<tr><td>8 이상(10 미만)</td><td>30</td></tr>
<tr><td>5~8 미만(10~20 미만)</td><td>20</td></tr>
<tr><td>3~5 미만(20~30 미만)</td><td>10</td></tr>
</table></td></tr>
<tr><td>III. 일상생활 장해도</td><td>요독증상 때문에 (침상에서) 일어날 수 없는 경우를 고도(30점)
일상생활이 현저히 제한된 경우를 중간정도(20점)
통근, 통학 또는 가사활동이 곤란해진 경우를 경도(10점)
I. 임상증상
II. 신기능 } 합계 60점 이상을 투석도입으로 한다.
III. 일상생활
주) 연소자(10세 이하), 고령자(65세 이상), 전신성혈관합병증이 있는 경우에는 10점을 가산함.</td></tr>
</table>

표 2-3. 일본의 만성신부전 투석도입 기준

본 기준은 혈청 Cr만이 아니라 증상, 일상생활의 제한을 도입기준에 포함시킨 뛰어난 기준이지만, 이 도입기준이 나온 지도 20년이 경과하여, 투석도입 환자의 고령화, 당뇨병성 신증의 급증, 투석기술의 개량 등으로 인해 현재 이 기준을 근거로 도입하는 경우는 적어졌다. 수년 내에 개정될 예정이다.

일본에서는 1991년에 투석도입한 환자의 평균 혈청 Cr은 10.6 mg/dl로 8 mg/dl 미만은 20.8%. 2006년 평균 혈청 Cr은 8.4 mg/dl, 8 mg/dl 미만은 48.8%로 조기도입이 진행되고 있다.

b 세계의 도입기준, 에비던스(Evidence)

- K/DOQI 가이드라인 1997년도판(版)에서는 투석기준을 eGFR < 10 ml/min/1.73 m^2으로

하였지만, 2006년도판에서 <15 ml/min/1.73 ㎡로 인상되어, 실제로 조기 투석도입 환자가 늘었다(미국에서는 1996년에 eGFR>10 ml/min/1.73 ㎡에서 도입한 환자는 25%였지만, 2005년에는 54%까지 증가하였다).

- The CARI(Caring for Australians with Renal Impairment)에서는, eGFR<10 ml/min/1.73 ㎡에서 영양불량과 같은 합병증이나 요독증상이 있으면 투석개시 할 것. 그렇지 않으면 eGFR<6ml/min/1.73 ㎡에서 개시할 것으로 하고 있다.
- European best practice guideline에서는, GFR<6 ml/min/1.73 ㎡에서 개시할 것으로 하고 있다.
- 미국을 중심으로 근년 조기도입이 추천되어 왔지만, 그것을 부정한 것이 IDEAL 시험이다. DEAL 시험에서는 GFR=10~14 ml/min/1.73 ㎡에서의 조기도입군과, GFR=5~7 ml/min/1.73 ㎡에서의 만기도입군의 두 군으로 나누어 3년 이상 관찰하였지만, 증상을 동반하지 않은 환자에서 조기도입이 예후를 개선하는 바가 없음이 보고되었다. IDEAL 시험에 대해서는 두 군의 실제 GFR 차가 적어서 예후에 차이가 나기 어려웠다는 비판도 있다. 도입 연령이 60세 정도로 대부분 복막투석이라는 점에서 일본의 상황과는 거리가 있다.

[참고]

투석도입의 평균 연령인 67세에서 혈청 Cr 3, 5, 8 mg/이에 상당하는 eGFR 수치는, 남성에서는 17, 10, 6 ml/min/1.73 ㎡, 여성에서는 13, 7, 4 ml/min/1.73 ㎡이다.

4 투석도입의 실제

(1) 예정도입

중요한 것은 가능한 한 예정도입(혈관접근이 준비된 상태에서 도입)하는 것으로, 긴급도입(혈관접근이 준비되어 있지 않은 상태에서 도입)은 피하지 않으면 안 된다.

3 가지 신대체요법에 대한 설명은 혈청 Cr 5 mg/dl 정도가 되기 전부터 해두길 바란다. 병원에 따라서는 만성신부전 교육입원과 같은 형태로 하고 있는 곳도 있다.

혈관통로는 만든다고 해서 바로 사용할 수 있는 것이 아니다. AVF라면 2주, AVG나 동맥표재화는 3~4주 지나지 않으면 천자할 수 없다. 혈관통로 형성은 외래수술로도 가능하지만, 본원에서는 3~4일 정도 입원해서 하고 있다.

혈관통로가 있으면 외래에서도 데이터와 증상을 보면서 도입 타이밍을 조절한다. 가벼운 요독증상(식욕저하, 권태감 등)이 나타날 무렵이 환자의 동의를 얻기 좋은 타이밍이라 생각한다.

혈관투석의 도입에 있어 본원에서는 10일간의 클리니칼패스(clinical path)를 도입하여 입원 중 4회의 혈액투석을 실시하고, 그 후로는 환자가 다니기 편한 외래투석시설을 소개하고 있다.

(2) 긴급도입

가능하면 긴급도입은 시행하고 싶지 않지만 통계적으로도 약 30%의 도입환자가 혈관접근이 준비되지 않은 상태에서 긴급도입을 받고 있다. 혈관접근의 형성, 쓸 수 있게 될 때까지의 시간을 고려하면, 총 입원기간은 1개월을 넘는 경우가 많다.

(3) 도입기의 투석

a 투석량

「주3회, 1회 3시간」으로 투석을 스타트한다. 처음 도입시에 투석량을 많이 하지 않는 것은 불균형증후군을 피하기 위해서이기도 하고, 잔여 신기능이 남아 있기 때문이기도 하다.

잔여 신기능이 있는 경우 주 2회라는 선택지도 있지만, 이쪽은 권하지 않는다. 원래 주 2회였던 경우에는 나중에 주 3회로 늘리려 해도, 환자가 좀처럼 수긍하지 못하기 때문이다. 또 주 2회 투석에서는 어떻게 해도 1회 제수량이 늘어나 버린다. 한번이라도 투석중 혈압강하를 체험하면 환자는 「투석은 무서운 것」이라 생각해 버린다. 그래서 도입 초에는 투석을 부정적으로 생각하지 않도록 안락한 투석을 할 것을 염두에 둔다. 또 도입 초기에는 잔여 신기능이 있으므로 투석 중에 배뇨하고 싶어지는 경우가 있다. 일단 회로를 멈추면 투석 중에도 화장실에 갈 수 없는 것은 아니지만, 역시 번거롭다. 그런 점에서 도입 초기에는 「주 2회, 1회 4시간」이 아니라 「주 3회, 1회 3시간」을 채용한다. 그러나 주 3회, 1회 3시간으로 스타트한다 해도, 가까운 장래에 주 3회, 1회 4시간으로 늘려가는 것을 환자에게 미리 설명하여, 주지시켜 두는 편이 좋다.

ⓑ 제수량

제수량에 관해서는, 잔여 신기능이 온존한 것을 고려해 다소 적은 듯이 수분제거를 한다. 단번에 dry weight로 가는 것보다는 서서히 dry weight를 조정해 가는 편이 좋다.

ⓒ 요독증상이 강한 증례

요독증이 간한 증례에서는, 단번에 병태를 개선하려 하지 말고, 수일간 매일 단기간 투석을 시행해 서서히 개선한다.

(4) 식사의 변화

투석이 시작되면서, 만성신부전 보존기와는 식사도 크게 변한다. 제한이 완화되는 것은 단백질 섭취와 칼로리 섭취로, 단백질과 에너지의 섭취를 늘린다. 한편 K 제한, P 제한은 이제까지보다 엄해진다. 그리고 가장 큰 문제는 수분섭취 제한이 시작되는 것이다. 도입 직후에는 아직 잔여 신기능이 있지만, 이후 잔여 신기능의 저하도 예상해 도입기부터 확실히 수분제한, 염분제한을 마스터하게 한다.

Point

투석도입의 실제

- 혈관통로(vascular access)를 사전에 만들어 예정도입을 목표로 한다
- 「주 3회, 1회 3시간」으로 스타트한다
- 투석량이 적게 가벼운 투석을 시행하여 불균형증후군을 피한다
- 제수량도 적은 듯 하게 한다
- 요독증이 간한 증례에서는 단번에 병태를 개선하려 하지 말고, 수일간 매일 단기간 투석을 시행해 서서히 개선한다.

불균형증후군(Dysequilibrium syndrome)

요소 등의 용질은 혈액으로부터 급속히 제거되었지만, 뇌조직에서 혈액으로의 이행은 늦기 때문에 불균형이 일어나 뇌부종이 생긴다. 이것이 불균형증후군의 메커니즘이다. 혈액투석 도입초기에 일어나기 쉽다. 예방하기 위해서 도입 초기에는 투석량이 적은 가벼운 투석(작은 다이얼라이저, 혈류량 적게, 단시간)을 시행한다. 통상 몇 번을 하고 나면 불균형증후군이 생기지 않지만, 그래도 생길 때는 생리식염수, 글리세롤, 만니톨 등을 투여하면서 투석을 시행한다.

5 투석환자를 위한 사회적 지원(일본의 예)

(일본에서의) 혈액투석에서는 1인의 환자가 1개월에 약 40만엔의 의료비가 든다. 건강보험제도하에서의 3할 부담이라도 막대한 비용이 들기 때문에 혈액투석환자에게는 특별한 배려를 하고 있으며, 이하와 같은 의료비 조성제도 덕택에 자기부담은 거의 무료가 되었다.

신청시부터 적응이 되는 경우가 많으므로 투석이 개시되면 빨리 신청할 수 있도록 환자에 알릴 필요가 있다.

(1) 장기고액질병의 고액요양비제도

혈액투석을 받고 있는 환자에게는 특정질병요양수료증이 교부되기 때문에 보험의료기관 등 창구에서 지불하는 자기부담의 한도액은 매월 1만엔이 된다(70세 미만의 일정 소득 이상자는 2만엔, 1개월 중 입원과 통원이 있는 경우는 각각 1만엔 지불).

(2) 자립지원의료(갱생의료, 육성의료)

「신체장해자수첩」 소지자를 대상으로 한 의료비급부. 원칙적으로 의료비의 1할 부담(의료보험의 자기부담상한액을 넘는)이지만, 세대의 소득상황에 따라 월부담액 상한이 정해진다.

(3) 중도장해자를 대상으로 한 의료비조성제도

각 자치단체에서는 중증 장해자(신체장해자수첩 1, 2급정도)를 대상으로 (1)이나 (2)의 제도의 결과로 발생하는 자기부담분에 대해 조성하는 제도가 있다. 자치단체마다 조성내용은 다르다. 도쿄도(都)의 경우, 「인공투석을 필요로 하는 신부전」에 대해 난치병치료권(マル都医療券)이 교부되어, 1의료기관 마다 1개월 1만엔의 자기부담액이 조성된다. 이 덕분에 실질적으로 혈액투석에 드는 의료비가 무료가 된다.

(4) 신체장해자 수첩

혈액투석 환자는 「신장기능장해」를 대상으로, 신체장해자로서 인정을 받는 것이 가능하다. 신장기능장해는 1급, 3급, 4급의 3 단계로 구분되어 있다. 대분분의 혈액투석 환자는 1급으로 인정된다. 혈청 Cr이 8 mg/dl 미만으로 투석도입한 경우, 1급 인정이 되지 않고 3급 또는 4급으로 인정되는 경우가 있다. 신체장해자 수첩의 취득에 의해, 공공교통기관운임의 감면, 택시운임 할인, 소득세, 주민세 등의 공제, 감면, 주차금지제외지정증 등의 복지 서비스가 주어진다. 그 외에 자치단체 독자의 서비스도 많다.

제 3 장

유지혈액투석환자의 매니지먼트

신장내과 이외의 레지던트가 혈액투석을 접할 가능성이 많은 경우라면 이미 혈액투석을 받고 있는 환자가 다른 원인으로 입원하는 케이스일 것이다.

혈액투석의 기본을 이해하면, 그 다음은 투석환자 특유의 합병증 관리(특히 빈혈 관리와 Ca · P 대사이상의 관리)와 투석환자에서의 투약에 대해 이해하는 것이 중요하다.

1 유지혈액투석환자를 담당하게 되었다면

(1) 투석 스케쥴

유지혈액투석환자를 담당하게 되었다면, 우선 투석의 스케쥴을 관리하지 않으면 안 된다. 특히 문제가 되는 것은 수술이나 검사와의 일정 조정이다. 수술이나 중요 검사를 시행하는 날은 환자의 부담을 고려해 가능하면 투석은 피해야 한다.

검사에서 가장 신경이 쓰이는 것은 조영제를 쓰는 검사이다. 몇 ml라는 명확한 선긋기는 어렵지만, 통상 100 ml 이하의 조영제를 사용하는 조영 CT 검사 등은 종료후 즉시 투석을 할 필요는 없으므로, 투석 스케쥴과 별도로 시행해도 좋다. 그러나 관상동맥 인터벤션의 경우에는 때로 조영제 사용량이 300 ml를 넘는 경우도 있어, 종료 후에 투석이 필요한 케이스도 있다. 전신상태, 두통이나 오심의 유무 등을 봐서으로 즉시 투석을 해야할지 종합적으로 판단한다.

혈액투석 스케쥴은 주 3일이 기본이지만, 수술이나 검사로 요일 조정이 필요하게 되는 경우가 있다. 어떤 경우에도 3일 이상 투석을 거르지 않는 것이 대원칙이다. 3일 이상 거르면, 제수량이 많아져 투석이 어렵게 되고, K 등의 축적도 두렵다. 다만 어떻게 해도 조정할 수 없는 경우도 있다. 예를 들어, 월수금으로 투석하는 환자로 수요일에 수술이 필요한 케이스 등이다. 수술일에 투석을 피하기 위해서 화목토로 투석 스케쥴을 바꾸면, 이전 주 금요일에서 화요일까지 3일을 건너뛰게 되어 버린다. 이런 경우는 어쩔 수 없이 월화목토로 주 4회로 하는 편이 안전할 것이다.

(2) 외래투석과 입원투석의 차이

일반적으로는 입원하면 체중과 영양 관리가 좋아지므로, 투석을 하기 쉬워진다. 입원의 경우는 간단히 엑스트라(추가) 투석 스케쥴을 짤 수 있으므로, 그 날 하루에 수분제거를 다 못 할 것 같으면, 나머지는 다음날 이어서 투석하는 것도 가능하다. 입원 중에는 식사조절도 좋기 때문에, 투석량이 적어도 괜찮은 경우가 많다. 입원환자의 경우, 질환에 따라서는 영양불량이 되는 경우도 있어 이런 경우는 다이얼라이저를 굳이 하이-퍼포먼스(high performance)로 하지 않고 일반막으로 하는 경우도 많다.

혈액투석은 매년 (일본)보험점수치가 깎여서 외래투석시설에서는 비용에 민감한 것은 어쩔 수 없다. 비용 관점에서 외래투석에서는 다음과 같은 경향이 있다.

- Erythropoietin의 사용을 가급적 억제하고 철분제를 사용한다
- 헤파린 이외의 항응고제를 사용하는 경우가 적다
- 헤파린의 사용은 최소한(이것은 비용 문제와 함께, 지혈에 시간이 걸리지 않도록 하기 위한 배려)
- 다이얼라이저는 1.5 ㎡ 이상의 것을 쓰는 경우가 많다.(일본보험점수에서 1.5 ㎡ 이상은 다이얼라이저의 단가가 높다)
- 4시간 투석이 대부분

HDF를 열심히 시행하고 있는 외래투석시설도 있지만, 입원의 경우는 좀처럼 외래와 같이 HDF를 시행할 수 없는 경우가 많다. 그것은 하드웨어(hardware) 문제가 관계하므로 환자에게 그 사정을 설명하고 납득시키는 수 밖에 없다.

입원이 길어지면 입원 중에 빈혈 상태가 불안정해 지는 경우가 많으므로, Nesp® (darbepoetin의 상품명)는 미세조정이 쉬운 erythropoietin으로 변경해두는 것이 무난하다.

(3) 혈액투석 환자의 루틴(routine) 채혈, 검사

적어도 한 주에 한 번은 투석전후 채혈을 시행한다. 이것은 투석량이 적정한지 여부를 판단하기 위해서이다. 루틴으로 측정하는 항목은 다음과 같은 것이다.

【루틴으로 측정하는 항목】
투석 전 채혈 항목 : 말초혈액, TP(total protein), Alb, BUN/Cr, UA(uric acid), TC(total cholesterol), Na, K, Cl, Ca, P
투석 후 채혈 항목 : TP, BUN, Cr, Na, K, Cl, Ca, P

투석 후에 흉부 X선을 찍어서 CT ratio를 측정한다. Dry weight가 정해지지 않은 환자에서는 한 주에 1회 정도, 정해진 환자에서는 2~3 주에 1회 정도 시행한다.

2 빈혈의 매니지먼트

(1) 총론

Erythropoietin(EPO)는 신장에서 분비되므로, 신부전에서는 신장의 EPO 생산능이 저하되어 빈혈이 반드시 생긴다. 더구나 혈액투석 환자에서는 적혈구 수명이 단축, 조혈세포의 EPO 반응성 저하, 영양장해, (투석)회로내 잔혈 등의 요인도 더해진다. EPO 생산능의 저하가 주원인이므로 치료의 핵심은 유전자재조합 erythropoietin(rHuEPO) 등 적혈구조혈자극인자제제 투여가 된다.

유지혈액투석 환자의 빈혈 매니지먼트에 대해서는, 일본투석의학회의 「만성혈액투석 환자에 있어 신장성빈혈 치료의 가이드라인」(일본투석의학회지 41 : 661-716, 2008)이 나와 있다.

Point

- 유지혈액투석 환자의 빈혈에 대한 기본적인 매니지먼트는, ESA제제의 투여이다.
- 철결핍이 있으면, 철분제 투여를 병용한다
- ESA저반응성(저항성)빈혈의 대분분은 철결핍, 소화관 등의 출혈에 의한 것이다. 드물게 알루미늄 축적에 의한 빈혈, 항EPO 항체 생산에 의한 속발성 적아구로(赤芽球癆, PRCA : pure red cell aplasia)가 있다.
- 충분한 투석을 하는 것, 염증이나 영양상태의 개선도 중요한 포인트이다.

(2) 빈혈 콘트롤의 관리목표

Point

rHuEPO제제 사용시 목표 Hb치

- Hb : 10~11 g/dl. 12 g/dl를 넘는 경우에는 감량, 일시 중지

활동성이 높은 비교적 젊은 환자에 있어 목표 Hb치

- Hb : 11~12, 13 g/dl를 넘는 경우에는 감량, 일시 중지

- 유지혈액투석 환자에 있어서 Hb 수치를 정상치까지 올릴 필요는 없고, 상기 목표 Hb 수치를 기준으로 한다. 이것은 일본투석의학회의 『만성혈액투석 환자에 있어 신성빈혈 치료의 가이드라

인』에 의한다. 일본투석의학회 통계조사자료의 해석에서 Hct 수치가 30~33%에서 가장 양호한 예후를 보였던 점에 근거하고 있다.

- 빈혈의 지표로서 오랜 기간 Hct 수치가 사용되어 왔으나, 신뢰성의 면에서 Hb 수치를 사용할 것이 권장된다.
- 목표의 상한치에 대해서는 울혈성심부전이나 관상동맥질환을 가진 투석환자라도 Hb을 이 이상으로 할 필요는 없다고 한다(N Eng J Med 339 : 584, 1998, N Eng J Med 339 : 625, 1998). 또 CHOIR연구에 의하면, Hb 목표치를 높게 설정한 군에서 심혈관 이벤트의 리스크 증가가 확인되어, FDA의 권고도 13g/dl를 넘어서는 안 되는 것으로 되어 있다.

(3) ESA 제제의 사용법

Point

ESA 제제의 사용법

- rHuEPO제제로 치료를 개시하고 Hb 수치가 안정된 시점에서 darbepoetin(DA)제제로 바꾼다. 입원이나 다른 질환의 병합 등, 조절이 불안정해지면 다시 rHuEPO로 되돌아 간다.

ESA 제제에는 rHuEPO 제제와 darbepoietin(DA) 제제가 있다. DA 제제는 EPO의 아미노산을 치환하고 당쇄(sugar chain)[4]를 도입함으로써 혈중 반감기가 3배 정도 연장되어 주 1회 투여로 충분하다. 콘트롤이 안정된 환자에서는 코스트 면에서 메리트가 있다.

a rHuEPO 제제의 사용법

Point

rHuEPO 제제의 사용법

- 1회 1,500 단위, 주 3회 투여로 시작
- 1회 3,000 단위까지 증량가능, 투여는 혈액투석 종료시에 정주한다.

---

4 역주 - Darbepoetin alfa contains five changes in the amino acid sequence of the human erythropoietin gene, resulting in expression of a protein with two more N-linked carbohydrate chains and up to eight more sialic acid residues than the epoetin alfa molecule. (Macdougall IC et al. Nephrol Dial Transplant. 2007 Jun;22 Suppl 4:iv2-iv9)

- 일본에서 사용가능한 rHuEPO 제제로는 erythropoietin-α 와 -β가 있는데, 양자 사이에 임상적인 효과는 차이가 없다. 혈액투석 시에 사용할 수 있는 정주(intravenous injection) 제제에는 750, 1,500, 3,000 단위의 제제가 있다.
- rHuEPO 제제는 약가가 높다. 이전에는 (일본의 건강 보험에서) 투석시행료와 별개로 1회 3,000단위 주 3회를 최대량으로 청구가능하였다. 하지만 현재 rHuEPO 제제의 약품비는 투석시행료에 포함되어 있고, 이런 제한도 없다. (그 결과) 약가가 높은 rHuEPO 제제의 사용을 가급적 억제하고 철분제를 사용하는 경향이 생겼다.
- rHuEPO 제제의 부작용으로 비교적 많은 것은 급격한 Hct치의 상승에 동반한 혈압상승이다(발현빈도는 3~7%). 혈압상승은 rHuEPO 제제에 의한 빈혈개선의 결과로 발생하는 것이기 때문에 부작용이라기보다도 수반증상으로 받아들여야 한다.
- 드물지만 EPO에 의한 적아구로(赤芽球痨, PRCA : pure red cell aplasia)가 보고되어 있다. 의심되면 항EPO 항체(anti-EPO antibody)를 측정한다.
- 일본에서는 일반적으로는 정맥투여 되고 있다. 피하주사 쪽이 EPO의 작용이 지속되어 효과가 높지만, PRCA는 피하주사 쪽이 일어나기 쉬운 것으로 되어 있다.

b DA 제제의 사용법

Point

DA 제제의 사용법

- Nesp® 1회 10～40μg, 주 1회 또는 2주에 1회로 투석종료시에 정맥투여.
  1회 180 μg까지 증량 가능.

- DA 제제는 EPO의 아미노산을 치환하고 당쇄(sugar chain)를 도입함으로써 혈중 반감기가 3배 정도 연장된 ESA 제제. 통상 주 1회 투여로 기존 rHuEPO 제제와 동등한 효과를 얻을 수 있다.
- 제형으로서 Nesp® 10 μg, 15 μg, 20 μg, 30 μg, 40 μg, 60 μg, 120 μg이 있다.
- Nesp®와 rHuEPO 사이의 환산은 표 3-1을 참고로 하지만, 개인적 사용경험에 의하면 Nesp®쪽이 빈혈개선 효과가 강하다는 인상을 받았다.

rHuEPO 제제	Nesp®	
주당 투여량 (U/week)	투여빈도	투여량 (μg)
3,000 미만	주 1회	10
3,000～3,750	주 1회	15
3,750～5,250	주 1회	20
5,250～7,500	주 1회	30
7,500～9,000	주 1회	40

표 3-1 Nesp®와 rHuEPO 사이의 환산

C 투석도입전 신장성 빈혈의 치료

Point

투석도입전 신장성 빈혈의 치료

- rHuEPO(피하주사) : erythropoietin-α,-β

초회투여 : 6,000 단위 주1회, 유지투여 6,000～12,000 단위를 2주에 1회

- Nesp® (피하 또는 정맥주사)
- 초회투여 : 2주에 1회 30 μg, 유지투여 : 2주에 1회 30～120 μg, 최대투여량 1회 180 μg

- 투석도입전의 신장성 빈혈에 대해서는, 혈청 Cr 농도 2 mg/dl 이상(또는 Ccr 30 ml/min 이하)이면서 Hb 10 g/dl(Hct 30%) 미만에서 rHuEPO제제와 DA제제가 (일본건강)보험적용이 된다.
- 신장성 빈혈인지 아닌지를 판단하기 위해 혈청 EPO 농도를 측정하는 것은 그다지 의미가 없다. 신장성 빈혈의 경우, 같은 정도의 (다른 원인의) 빈혈에 대해 혈중 EPO 농도는 현저히 낮은 수치(예를 들어, 철결핍성 빈혈이라면 현저히 높은 값이 되는데, 신장성 빈혈에서는 정상수치 정도에 그친다)이지만, 투석환자에 있어서도 0(zero)이 되지는 않는다.
- rHuEPO 제제의 신기능저하 예방효과에 대해서는 여러 연구가 검토되고 있지만, 현재로서는 명확한 에비던스는 확립되어 있지 않다.

(4) ESA 저반응성 빈혈의 매니지먼트

rHuEPO 제제를 매 1회 3,000 단위, 주 3회 투여에도 빈혈이 개선되지 않는 것을 ESA 저반응성(저항성) 빈혈이라 한다. 대부분은 철결핍성, 소화관 등의 출혈에 의한 것이다. 최근에는 감소하였지만 알루미늄 축적에 의한 빈혈도 있다. 또 빈도는 낮지만, 항EPO 항체 생산을 동반한 속발성 적아구로(PRCA)도 있다.

a 철결핍성 빈혈

Point

유지혈액투석 환자에 있어서 철결핍성 빈혈의 진단

- Transferrin 포화도(TSAT) 20% 이하
- 혈청 ferritin 농도 100 ng/ml 이하

- 유지혈액투석 환자는 검사를 위한 채혈이나 다이얼라이저에 잔혈로 인해, 연간 평균 1 g 이상의 철을 잃어버린다. 따라서 ESA 제제를 투여받는 투석환자에서는 철분 보급을 하지 않는 한 언젠가 철결핍에 빠진다.
- 최근에는 의료비용 문제로 인해 철분제를 다시 보게 되면서, 3개월에 한번 철분 상태를 평가해 철결핍이 있으면 철분제 투여를 검토한다.
- 혈액투석 환자에서는 transferrin 농도가 원래 낮기 때문에, 혈청 철(serum iron)만으로 철결핍을 판단해서는 안 된다. Transferrin 포화도(TSAT=Fe/TIBC×100)를 계산해서 20% 이하인 경우, 혈청 ferritin 농도가 100 ng/ml 이하인 경우에 철이 결핍되어 있을 가능성이 높다고 판단한다. 철분제 과잉투여는 철분축적을 일으키므로 이 기준을 넘어서는 투여하지 않는다.

Point

철분제의 투여

- Venoferrum® 주 (iron sucrose, Fe 100 mg/5 ml/앰플)

투석후에 2 ml를 천천히 정맥주사 13회

- 정주 철분제에는 함당산화철(含糖酸化鐵) 외에 인페드® 주(INFeD®, low-molecular weight iron dextran, 100 mg/2 mL/앰플), 부루탈® 주(Blutal®, CSIC : Chondroitin Sulphate Iron Colloid, Fe 40 mg/10 ml/앰플) 도 있다.
- 혈액투석 환자의 경우, 경구 철분제 투여로는 충분한 보충이 되지 않으므로 정주 철분투여가 필요.
- 철분 축적을 막기 위해, 철분결핍 확인시 13회 정도(1개월), 또는 주 1회 3개월 이라는 식으로 철분제 투여를 시행한다. TSAT과 혈청 ferritin 농도를 체크한다.
- 정주 철분 투여로 인한 아나필락시(anaphylaxis)를 일으키는 경우(1.7%)가 있으므로, 5% 포도당액 10 ml정도에 희석하여 천천히 정맥주사한다.

b 알루미늄 빈혈

알루미늄겔이 흡착제로서 사용되었던 시대에 많았던 빈혈이지만, 현재 알루미늄 함유 제제가 투석환자에서 금기가 되면서 보기 어려워 졌다. 그러나 EPO 저항성으로 철결핍도 없는 상황이라면 의심하지 않으면 안 된다.

c EPO 항체에 의한 적아구로(PRCA)

EPO 항체에 의한 적아구로(PRCA)의 빈도는 적지만, 의심하지 않으면 진단할 수 없는 것으로, 머리 한 구석에 잘 보관하지 않으면 안 된다. 의심되면 항EPO 항체를 측정한다.

(5) 혈액투석 환자의 빈혈 매니지먼트의 접근

Point

Step 1 : 빈혈의 레벨이 적정 레벨인지를 판정한다.

Step 2 : 철 상태 평가

Step 3 : ESA 제제의 양을 검토

Step 4 : 빈혈의 개선이 불충분한 경우, ESA 저반응성의 원인을 생각한다.

예제 5	신생검은 시행하지 않았지만, 사구체신염으로 생각되는 64세 남성의 증례. 말기 신부전으로 혈액투석을 개시한 지 9년 경과. 자택에서 가까운 투석시설에서 주 3회 혈액투석을 시행하고 있다. 직업에서 은퇴하였으나, 지역활동에 적극적으로 참여하는 등, 활발한 사회활동을 하고 있다. 본 증례는 투석전 채혈에서 Hb 9.2 g/dl, Hct 29%, Fe 50 μg/dl, TIBC 187 μg/dl, 혈청 ferritin 120 ng/ml 였다. rHuEPO 제제 1,500 단위를 주 3회 투여하고 있다. 향후 치료 방침을 어떻게 하면 좋을까?
Step 1	우선 빈혈이 최적 수준으로 조절되고 있는가? Hb 9.2 g/dl로 환자의 사회활동을 고려하면11~12 g/dl를 목표로 해야하며, 빈혈 개선이 필요
Step 2	철 상태 평가 TSAT = 50/187×100=26.7%, 혈청 ferritin 농도 120 ng/ml 이므로 철은 충족되어 있다고 생각할 수 있다.
Step 3	rHuEPO 제제 용량 검토 rHuEPO를 증량하기로 결정. 현재 매 1회 1,500 단위, 주 3회를 매 1회 3,000 단위, 주 3회 정도로 늘리는 편이 좋을 것이다.

3 Ca, P 대사이상의 매니지먼트

(1) 만성신부전에서 Ca, P 대사이상의 병태생리

만성신부전에서 Ca, P 대사이상의 병태를 개략적으로 설명하면 다음과 같다.

이런 설명은 학문적으로는 정확성이 떨어지지만, 이해하기 쉽고 임상적으로도 큰 문제가 없다고 생각한다.

① P는 신장에서 주로 배설되므로 신기능 저하와 함께 P 배설에 장애가 일어나, 고인산혈증(hyperphosphatemia)이 된다.

② 비타민 D의 최종 활성화효소는 신장에 있으므로, 신기능 저하로 인해 활성형 비타민 D가 부

족해진다. 따라서 장관을 통한 Ca 흡수가 감소하여 저칼슘혈증(hypocalcemia)이 된다.

③ 혈청 Ca 농도의 저하는 신경 · 근기능 장애로 이어지기 때문에, 혈청 Ca 농도를 유지하기 위해 부갑상선 호르몬(PTH)이 분비되어 뼈를 녹여가면서 Ca 농도를 유지하려 한다.

따라서 치료받지 않는 신부전 환자에서는 통상 고인산혈증(hyperphosphatemia), 저칼슘혈증(hypocalcemia), PTH 증가가 나타난다. 단기적으로는 문제가 되지 않지만, 이 상태를 방치하면 장기적으로 골병변(骨病變)이 출현한다.

(2) Ca, P 대사이상 매니지먼트의 원칙

Ca, P 대사이상의 매니지먼트는 기본적으로 만성신장병(chronic kidney disease : CKD) 환자 특유의 골병변(신성골이영양증 : renal osteodystrophy) 예방을 목적으로 하는 것이지만, 근년 골병변과의 연관뿐만 아니라 동맥경화나 예후와도 연관된 병태로서 중요시 되고 있다. 「신성골이영양증」이라 불리는 병태는「만성신장병에 동반된 골(骨) 미네랄 대사이상(CKD-mineral and bone disease : CKD-MBD)」으로 파악되게 되었다.

아웃컴(outcome)을 예후로 잡은 경우, 혈청 P > 혈청 Ca > 혈청 PTH의 순으로 예후 기여도가 높다.

Point

Ca, P 대사이상 매니지먼트의 원칙

① 혈청 P, Ca가 정상범위에 있도록 한다

② 이것이 달성된 경우에 한해서, PTH 농도를 적절히 조절한다

③ 내과적 치료에 반응하지 않는 중독한 부갑상선기능항진증은 미련없이 인터벤션(intervention) 치료를 시행한다.

일본투석의학회에서 『투석환자에 있어 이차성 부갑상선기능항진증 치료가이드라인』(일본투석의학회지 39 : 1435, 2006)[5]이 나와 있다.

5 『透析患者における二次性副甲状腺機能亢進症治療ガイドライン』(日本透析医学会雑誌 39 : 1435, 2006)

(3) Ca, P를 관리하기 위한 지표

유지혈액투석 환자에서는 정기(routine)검사로서,

- 혈청 P, Ca 농도를 월 1~2회 측정한다
- 부갑상선호르몬으로서 intact PTH(또는 whole PTH)를 3개월마다 측정한다. 단, 비타민 D 펄스(pulse) 요법, PEIT, PTX 등을 시행하고 있는 경우는 1개월마다 측정을 시행한다.
- 골대사의 마커(markers of bone metabolism)로서 통상 월 1회 혈청 ALP를 측정한다.

a 적정 P 수치

Point

적정 P 수치 : 3.5~6.0 mg/dl

7.0 mg/dl를 넘는 경우에는, 조속히 치료 변경을 고려한다.

- 상기 수치는 『투석환자에 있어 이차성 부갑상선기능항진증 치료가이드라인』에 의한다.
- K/DOQI guideline에서는 적정 P 수치로서 3.5~5.5 mg/dl를 권고하고 있다. 일본에서는 매주 초 투석전에 채혈하는 것이 일반적이고, 미국에서는 주중에 투석전 채혈을 하는 것이 일반적이므로 K/DOQI duideline의 5.5와 일본 가이드라인의 6.0은 거의 같다고 생각되고 있다.
- 일본투석의학회 통계조사위원회에 의하면, 투석전 혈청 P 농도가 6.0 mg/dl를 넘는 환자에서는 사망의 위험이 높아진다.
- 고인산혈증 콘트롤의 기본은 충분한 투석과 식사요법이고, 그래도 교정되지 않는 경우는 P 흡착제를 사용한다.

b 적정 Ca 수치

Point

적정 보정 혈청 Ca 수치 : 8.4~10.0 mg/dl

10.5 mg/dl를 넘는 경우에는 조속히 치료 변경을 고려한다.

- 상기 수치는 『투석환자에 있어 이차성 부갑상선기능항진증 치료가이드라인』에 의한다.
- K/DOQI guideline에서는 적정 Ca 수치로서 8.4~9.5 mg/dl를 권고하고 있다.
- 일본투석의학회 통계조사위원회에 의하면, 투석전 혈청 Ca 농도가 9.0 mg/dl 미만인 경우와 11.0 mg/dl 이상인 경우에 사망위험이 높아진다.
- 보정 혈청 Ca(mlg/dl)[6] =혈청 Ca (mg/dl) + 4.0 - 혈청 albumin(g/dl) (Payne의 보정식)
- 활성형 비타민D나 탄산칼슘(calcium carbonate) 투여로 인한 고칼슘혈증이 혈관의 석회화, 예후 저하를 일으키지 않도록 주의한다.

C 적정 PTH 수치

Point

적정 intact PTH 수치 : 60～180 pg/ml

- 상기 수치는 『투석환자에 있어 이차성 부갑상선기능항진증 치료가이드라인』에 의한다.
- 혈액투석 환자에 있어서는 건강한 일반인에 비해 2~3배의 PTH가 필요하다고 한다. 건강한 일반인에서 intact PTH 기준치의 상한은 65 pg/ml 정도이므로 투석환자에서는 그 3배 정도까지는 허용범위라는 것이다. 이것은 투석환자에서 PTH에 대한 감수성이 저하되어 있기 때문에, 골회전(bone turnover)을 유지하기 위해서 (일반인 보다) 더 높은 PTH를 요한다는 점에 근거한다.
- 적정 intact PTH 값에는 확실한 에비던스가 없기 때문에 각국의 가이드라인은 상당한 의견차를 보이고 있다. K/DOQI 가이드라인의 권고에서는, 투석환자의 적정 intact PTH를 150~300 pg/ml로 하고 있다. 일본 가이드라인은 거기에 비해 상당히 엄격하다.
- intact PTH가 너무 낮아지면 무형성골(adynamic bone)을 일으킬 위험이 있다.
- PTH의 검사법으로서는, N-terminal fragment(1-34)를 인식하는 항체와 C-terminal fragment (39-84)를 인식하는 항체를 이용한 샌드위치법에 의한 검출된 intact PTH가 현재 가장 널리 사용되고 있다. C-terminal PTH와 고감도 PTH는, 생리활성 없이 신부전환자에 축적된 C-terminal PTH fragment도 인식되기 때문에 현재는 그다지 쓰이지 않는다. intact PTH법

6 역주 - 보정 Ca 수치는 여러 공식이 있다. K/DOQI 가이드라인에 언급된 공식들은 다음과 같다.
Corrected calcium (mg/dL) = Total calcium (mg/dL) 0.0704×[3.4 - Serum albumin (g/L)]
Corrected total calcium (mg/dL) = Total calcium (mg/dL) 0.8×[4 - Serum albumin (g/dL)]

에서는 실제 완전한 (1-84) PTH 이외에 7-84fragment도 인식한다. 완전한 (1-84) PTH만을 검출하는 whole PTH법(역주 - biPTH : biointact PTH)도 있어 서서히 보급되고 있지만, 현시점에서 intact PTH와 whole PTH의 임상적인 의미차는 없으므로, 둘 중 한 가지면 충분하다. intact PTH는 whole PTH의 1.7배 정도로 환산할 수 있다.

- intact PTH법은 극히 예민해서 혈청 Ca 농도에 의해 크게 측정치가 변한다. 가능한 한 Ca 농도가 일정한 조건에서 측정할 필요가 있다.
- 섬유뼈염(osteitis fibrosa) 또는 무형성골을 의심하는 경우에는, BAP(bone-specific alkaline phosphatase)를 측정한다.

d 적정 Ca×P 수치

Point

적정 Ca×P 수치

보정 Ca(mg/dl)×P(mg/dl)≦65

- 70 이상에서는 이소성 석회화를 일으키기 쉽다.
- K/DOQI 가이드라인에서는 투석환자의 적정 Ca×P≦55 를 권고하고 있다. 이것은 혈관의 석회화가 투석환자의 예후에 있어 중요하다고 생각되기 때문이다.
- 『투석환자에 있어 이차성 부갑상선기능항진증 치료가이드라인』에서는 Ca×P가 거의 혈청 P에 좌우되기 때문에, (일본 가이드라인의) 치료지침 변수(parameter)에서는 빠졌다.

(4) Ca, P를 관리하기 위한 약물

Point

P 흡착제는 주로 이하의 3가지가 있다.

- 탄산 칼슘(calcium carbonate)
- 세벨라머 염산염(sevelamer HCl)
- 탄산 란탄수화물(lanthanum carbonate)

- P 흡착제의 약리작용은 어느 것이나 마찬가지로, 장관내에서 P와 결합하여 대변으로 배설시킨다. 이전에는 같은 약리작용을 가진 알루미늄겔이 사용되었으나, 부작용 때문에 쓸 수 없게 되면서, 탄산칼슘이 중심이 되었다. 최근에는 비타민 D를 사용하는 증례가 많아지면서 오히려 고칼슘혈증을 피하고 싶은 경우가 많아져, 혈청 Ca을 상승시키지 않는 세벨라머 염산염이나 탄산 란탄수화물이 개발되었다.

ⓐ 탄산칼슘(calcium carbonate)

Point

탄산칼슘 1.5～3.0 g 3회 분복 식중 또는 식사 직후

- P를 떨어뜨리고, Ca을 올린다.
- 작용기전은 식사 중 P를 흡착해 장관흡수를 저해하는 것이므로, 식중 또는 식사 직후에 복용한다.
- 탄산칼슘의 P 흡착효과는 위산분비 억제제에 의해 저하된다.
- Ca 부하를 피하기 위해서, 탄산칼슘은 1일 상한 3 g으로 한다.
- 젖산 Ca(calcium lactate, 1.5~3 g)은 탄산칼슘에 비해 Ca 상승 효과는 강하고, P 흡착 효과는 약하다. Ca 상승을 목적으로 하는 경우에는 식간에 복용한다.
- 초산 Ca(calcium acetate, 1.5~3 g)은 탄산칼슘보다 P 흡착이 더 강하고(약 2배), Ca의 흡수는 탄산칼슘보다 적지만, 일본에서는 보험등재되어 있지 않다. 건강식품으로서 입수가능.
- 고인산혈증 치료를 위해 이전에 사용하던 수산화 알루미늄겔은 알루미늄 중독을 발생시키므로, 원칙적으로 금기.

ⓑ 세벨라머 염산염(sevelamer HCl)

Point

레나젤(Renagel)® 1회 1～2 g(4～8정) 1일 3회 식사직전 경구투여.

최고용량은 1일 9 g.

- Ca을 올리지 않고, P을 내린다.
- 세벨라머 염산염은 다가양이온중합체(polyvalent cation polymer)로 음전하 인산이온을 흡착하여, 대변으로 배설시킨다.
- 세벨라머 염산염에는 LDL 콜레스테롤, 중성지방(triglyceride)을 낮추는 작용도 있다.
- 변비, 복부팽만감의 부작용이 많다. 장천공례도 보고되었다. 소량으로 개시하도록 권장되고 있다.
- 세벨라머 염산염은 탄산칼슘에 비해 P 흡착능력이 낮다.(2/3 정도) 제형이 250 mg 정(錠)으로 탄산칼슘제제의 1/2이기 때문에, 탄산칼슘제제를 하루 6정 복용하는 환자에서는 그 3배인 하루 18정을 투여하게 된다. 그러나 투여 시작부터 갑자기 탄산칼슘에서 세벨라머 염산염으로 완전히 바꿀 필요는 없고, 세벨라머 염산염을 소량으로 개시하여 서서히 증량하고, 탄산칼슘은 서서히 감량해가는 것이 좋다. 최종적으로는 완전히 세벨라머 염산염만으로 하지 않고, 탄산칼슘과 병용하는 증례도 많다.

c 탄산 란탄수화물(탄산 란탄)

Point

포스레놀®정 (Fosrenol chewable tab) 750~2,250 mg(3~9정)

3회 분복 매식사 직후

- Ca를 올리지 않고, P을 내린다.
- 세벨라머 염산염에 비해 부작용면에서 변비가 적다. (2.3%)
- 탄산칼슘 3 g과 포스레놀® 1.5 g은 혈청 P 저하효과가 같다.
- 중금속이기 때문에 복용한 탄산 란탄수화물이 X선에서 보이는 경우가 있다.
- 비교적 많은 부작용은 구역감이다. 구역감을 줄이기 위해서 식전보다 식후 내복이 권장된다.
- 3가의 희토류 전이원소인 란타눔의 장관흡수율은 알루미늄에 비해 수백배 낮은 정도이므로 장기축적효과에 대해서는 현시점에서 문제가 되는 보고는 없지만 주의 깊게 볼 필요가 있다.

d 비타민D 제제(Active Vitamin D and D analogs)

Point

알파롤®, 원알파®(alfacalcidol 0.25 μg, 0.5 μg, 1 μg/정 or 캡슐) 0.25～1.0 μg 아침 1회
로칼트롤®(calcitriol 0.25 μg, 0.5 μg/캡슐) 0.25～0.75 μg 아침 1회
Hornel®(falecalcitriol 0.15 μg, 0.35 μg/정) 0.15～0.3 μg 아침 1회

- Ca와 P를 올리고, 또 PTH를 내린다.
- 알파롤®, 원알파®는 1α-hydroxyvitamin D, 로칼트롤®는 1α,25-dihydroxyvitamin D. 1α-hydroxyvitamin D는 전구약물(prodrug)이기 때문에, 1α,25-dihydroxyvitamin D에 비해 혈중농도의 상승이 느리고 반감기도 길다. 동등한 약리효과를 얻기 위해서는 약 2배의 용량이 필요.
- Hornel® [7] 은 1α,25-dihydroxyvitamin D의 26, 27번 수소를 불소로 치환한 비타 D 유도체로 반감기가 61일로 길다.(F6-1,25(OH)2D3;26,27-Hexafluoro- 1α,25-dihydroxyvitamine D3)
- intact PTH가 100 pg/ml 이하가 되면 무형성골(adynamic bone)을 방지하기 위해 중지하는 편이 좋다.

e 비타민 D 주사제

Point

Oxarol® 주 2.5～10 μg 주 3회 투석종료시 정맥주사(최대 1회 20 μg)
Rocaltrol® 주 0.5～1.5 μg 주 1~3회 투석종료시 정맥주사

- 이차성 부갑상선기능항진증 환자에서 비타민제제를 정맥투여하여 혈중 비타민 D의 일과성 고농도를 유발하면, Ca 상승 이전에 PTH를 저하시킬 수 있다. 소위「비타민 D 펄스(pulse) 요법」이다.

7 역주 - 국내 미발매, 일본 타이쇼(大正)제약

- Rocaltrol®은 생체의 활성형 비타민 D인 calcitriol(1α, 25-dihydroxyvitamin D)인 것에 반해, Oxarol® [8] 은 calcitrol의 22번째 탄소원자가 산소원자로 치환된 유도체이다. 당초 Oxarol® 은 Ca이 상승하지 않는 점이 Rocaltrol에 대한 이점이라 했지만, 실제로 고칼슘혈증의 빈도는 Rocaltrol®과 Oxarol® 사이에 차이가 없었다(Nephrol Dial Transplant 19 : 2067-2073, 2004).
- 비타민 D 제제의 정맥주사 요법은 칼슘 수치가 높아져 지속할 수 없는 경우가 많고, 현재는 cinacalcet으로 바뀌고 있다. [9]

f 시나칼셋 염산염(Cinacalcet Hydrochloride)

Point

레그파라® (Regpara, 북미지역 Sensipar®) 25~75 mg 1일 1회 경구투여
- **25 mg으로 개시한다. 최대 100 mg.**

- 시나칼셋 염산염은 부갑상선세포의 막표면에 있는 Ca 수용체에 직접작용하여, 세포외 Ca 농도가 상승한 경우와 유사하게 PTH의 분비를 억제한다.(calcimimetic) 따라서 Ca 농도에 영향을 주지않고(오히려 PTH의 저하에 의해 저칼슘이 된다), PTH를 억제할 수 있는 이차성 부갑상선기능 항진증 치료약이다.
- 시나칼셋 염산염을 사용하면 500 〈 iPTH 〈 800 pg/ml인 환자의 48%, 800 pg/ml 〈 iPTH인 환자의 25%가 iPTH 〈 250 pg/ml로 콘트롤 가능한 등, 종래 내과적 치료로 콘트롤할 수 없었던 이차성 부갑상선기능항진증까지도 시나칼셋 염산염으로 상당부분 콘트롤할 수 있게 되었다.

---

8 역주 - 국내 미발매, 일본 츄가이(中外)제약, maxacalcitrol, 1,25dihydroxy-22-oxavitamin D3

9 역주 - 위에서 언급된 일본 약제 및 영문 매뉴얼에서 쉽게 접할 수 있는 비타민 D 유도체의 상품명과 성분명을 정리하였다.

Doxercalciferol (Hectorol®) : 1α -(OH) D2

Alfacalcidol(알파롤®, 원알파®) : 1α-(OH) D3

Calcitriol (Calcijex®, Rocaltrol®) : 1,25(OH)$_2$ D3

Paricalcitol (Zemplar®) : 19-Nor-1,25(OH)$_2$ D2

Falecalcitriol(Hornel®) :26,27-Hexafluoro- 1α,25-(OH)$_2$ D3

Maxacalcitrol(Oxarol®) : 1,25(OH)$_2$-22-oxavitamin D3

- 부작용으로 저칼슘혈증(14.7%), QT연장(5.8%), 오심, 구토 등의 소화기증상(20% 전후).
- Ca과 P가 저하되고, PTH도 저하된다.

g 내과적 치료에 저항하는 부갑상선기능항진증의 외과적 치료

Point

부갑상선기능항진증의 외과적치료
- 부갑상선적출술(PTX) + −일부자가이식
- 경피에탄올주입요법(PEIT)

- 부갑상선세포의 증식은 처음에는 칼슘 저하에 따른 정상적 보상반응이고, polyclonal한 증상(미만성과형성 : diffuse hyperplasia)이지만, 그 후 지속적 자극에 의해 monoclonal한 증식을 나타내는 결절성과형성(nodular hyperplasia)병변이 보이게 된다.
- 내과적 콘트롤 불가능한 부갑상선기능항진증은, 외과적치료의 적응이 된다.
- PTX, PEIT의 시행을 고려하는 것은, 내과적 치료에 저항하는 고PTH혈증이 지속되며 고인산혈증(>6.0 mg/dl) 또는 고칼슘혈증(>10.0 mg/dl)이 존재하는 경우이다. 구체적으로는
  ① intact PTH 500 pg/ml 이상인 경우는 부갑상선 인터벤션이 강력히 추천된다. 이 이하의 PTH 수치에서도 내과적 치료에도 불구하고 P, Ca 농도가 관리목표에서 벗어나 있는 경우에는 인터벤션의 적응을 검토해야 한다.
  ② 초음파검사로 측정한 추정체적(estimated volume of the parathyroid gland)이 500 ㎣ 이상 또는 장경(longest diameter) 1cm 이상에서는 결절성과형성일 가능성이 높아서 부갑상선 인터벤션 선택의 중요한 요인이 된다.
  ③ 1개의 부갑상선만이 추정체적 500 ㎣ 이상 또는 장경 1 cm을 초과하며, 천자가능한 부위에 부갑상선이 존재하는 경우에는 부갑상선 PEIT를 통해 부갑상선기능항진증 관리를 장기간 관리할 수 있다.
- 부갑상선적출술에서는 통상적으로 4개의 부갑상선을 모두 제거한 후, 일부를 작게 절제해 전완부 근육 등에 자가이식한다. 자가이식을 시행하는 이유는 수술후 부갑상선기능저하를 막기 위해서이다. 일부를 남기지 않고, 전완근육에 자가이식하는 것은 자가이식한 부갑상선조직이 다시 부갑상선기능항진증을 일으켰을 때, 상완정맥에서 PTH농도를 측정

해 간단히 재발을 확인하고 이식편을 적출할 수 있기 때문이다. PTX는 가장 효과적인 인터벤션이다. 한편 PTX후의 저 Ca혈증은 치료가 복잡한 경우가 많다.

- PEIT는 6~10회 정도로 나눠서 에탄올을 주입하여 부갑상선조직을 파괴한다. 국소마취만으로 비교적 손쉽게 시행할 수 있으며, 주입 회수를 조정하여 기능저하를 막을 수 있다. 그러나 1~2년 지나면 다시 PTH가 상승해서 반복 시술이 필요한 경우가 많다. 또한 에탄올이 새어나가면 통증, 하성(hoarseness)의 부작용도 일으킨다. 반회후두신경마비를 피하기 위해 에탄올 대신에 칼시트리올이나 막사칼시트롤(Oxarol®)을 주입하는 치료법도 시행되고 있다.

(5) 혈액투석 환자에서 Ca, P 대사이상의 매니지먼트에 대한 접근

Point

Step 1 : 혈청 P 농도, 혈청 Ca 농도가 최적레벨로 콘트롤되고 있는가?

Step 2 : 식사지도, 충분한 투석이 되고 있는지를 확인하고, P 흡착제, 비타민 D 제제를 조정.

Step 3 : 혈청 P 농도, 혈청 Ca 농도가 적정한데도 PTH가 높은 경우에는, 비타민 D 제제의 증량, 정주(靜注) 비타민D 제제, 시나칼셋 염산염의 투여를 고려한다.

Step 4 : 내과적 치료에 저항성을 보이는 부갑상선기능항진증의 경우는, 외과적치료를 고려한다.

예제 6	혈액투석 도입 1년의 환자, 주초(週 初)의 투석 전 채혈에서 Ca 8.0 mg/dl, P 6.5 mg/dl, intact PTH 120 pg/ml, 혈청 알부민 4.0 g/dl 이었다. 현재 P 흡착제, 비타민 D 제제 등의 투여는 하고있지 않다. 향후 치료방침은 어떻게 하면 좋을까?
Step 1	우선, 혈청 P 농도, Ca 농도가 최적 레벨로 콘트롤되고 있는가? 보정 Ca 8.0 mg/dl는 다소 낮고, P 6.5 mg/dl는 최적 레벨을 넘고 있다.
Step 2	식사지도, 충분한 투석이 되고 있는지를 확인하고, P 흡착제, 비타민 D 제제를 조정 P 제한 식이의 지도와 함께, P 흡착제 처방이 필요하다. Ca도 낮으므로, P 흡착제 중 탄산칼슘이 적당하다.

예제 7	혈액투석 도입 7년의 환자, 주초 투석전 채혈에서 Ca 9.8 mg/dl, P 5.8 mg/dl, intact PTH 600 pg/ml, 혈청 알부민 3.8 g/dl 이었다. 현재 탄산칼슘 3 g, 알파롤® 0.25 μg 을 내복중. 향후 치료방침은 어떻게 하면 좋을까?
Step 1	우선, 혈청 P 농도, Ca 농도가 최적 레벨로 콘트롤되고 있는가? Ca, P 모두 최적 레벨의 상한에 있긴 하지만, 최적 범위 내에 있다.
Step 2	식사지도, 충분한 투석이 되고 있는지를 확인하고, P 흡착제, 비타민 D 제제를 조정 최적 범위 내에 있으므로, 이 단계는 skip.
Step 2	혈청 P 농도, 혈청 Ca 농도가 적정한데도 PTH가 높은 경우에는, 비타민 D 제제의 증량, 정주 비타민 D 제제, 시나칼셋 염산염의 투여를 고려한다. PTH가 최적 범위를 넘고 있다. 알파롤®의 증량을 우선 생각할 수 있지만, PTH는 낮아지더라도 Ca이 최적 범위를 넘어버릴 가능성이 높다. 그래서 시나칼셋 염산염을 고려한다. 동시에 부갑상선 초음파를 시행한다. 시나칼셋 염산염으로 콘트롤되지 않거나, 부갑상선의 종대가 확인되면 외과적인 치료를 고려한다.

4 고칼륨혈증 매니지먼트

소변량이 감소되어 있는 혈액투석 환자에서는 음식을 통한 K 섭취에 의해 쉽게 고칼륨혈증을 일으킨다. 고칼륨혈증은 치명적인 부정맥의 원인이 되기 때문에 콘트롤이 중요하다.

(1) 적정 K 수치

Point

투석전 K 수치 : 3.5～5.5 mEq/*l*

(2) 고칼륨혈증의 약물치료

Point

고칼륨혈증의 약물치료

Kalimate® (calcium polystyrene sulfonate) 15 g 3회 분복

Argamate Jelly® (calcium polystyrene sulfonate) 3개 3회 분복

Kayexalate® (sodium polystyrene sulfonate) 15 g 3회 분복

- Kalimate®는 변비를 일으키기 쉽다. 이전에는 변비를 피하기 위해 Kalimate®와 sorbitol을 동시에 처방하는 경우가 많았지만, 장천공례가 보고되고 있으므로 신중히 투여한다.
- Argamate Jelly®는 먹기 힘든 칼리메이트를 먹기 쉽게 젤리로 만든 것.
- Kalimate®, Kayexalate®은 모두 양이온교환수지(cation–exchange resin)로 장관내에서 K과 결합해 대변으로 배설된다. Kalimate®는 칼슘염(calcium salt), Kayexalate®는 나트륨염(sodium salt)으로 K흡착에 관해서는 양자에 차이가 없다. Kayexalate®를 대량으로 복용하면 때로 저칼슘혈증(hypocalcemia)을 일으킨다.

(3) 고칼륨혈증을 피하기 위한 식이요법 연구

- K를 많이 함유한 식품의 대표는 생야채, 과일이다. 야채의 경우, 잎사귀 야채 이외에도, 구근류, 콩류에도 K가 많이 함유되어 있다. 과일 중에서도 바나나, 수박, 멜론, 배 등에 K가 많이 함유되어 있다.
- K는 수용성이기 때문에 조리에 주의하면 섭취량을 줄일 수 있다. 구체적으로는 식품을 잘게 잘라 물에 헹구거나 (물에) 데치면 1/5~1/2로 줄일 수 있다. 특히 시금치, 쑥갓 등의 잎사귀 채소를 다량의 물에 삶아 담가뒀다, 물을 잘 짜내면 상당히 K가 줄어든다. 한편 콩류나 구근류, 뿌리채소 등은 물에 삶아서 건져도 별로 K가 줄지 않으므로, 섭취량을 줄일 수 밖에 없다. 과일을 먹는 경우에는 통조림의 과육은 비교적 K 함유량이 적기 때문에, 적당량이라면 먹을 수 있다. 다만 (통조림의) 시럽은 K가 많이 함유되어 있으므로 남은 시럽은 피한다.

5 가려움증의 매니지먼트

(1) 병태

- 혈액투석 환자의 합병증 가운데, 가려움증은 빈도가 높은 합병증이다(60~90%).
- 혈액투석 환자에서서 가려움증이 생긴 원인은 크게 말초성과 중추성으로 나눈다.
- 말초성 가려움증의 원인으로서
- 외부자극에 대한 가려움증 감수성의 항진
- 가려움증 매개인자(mediator)의 과잉생산
- 투석으로 제거되지 않는 내인성물질의 축적
- 중추성 가려움증의 원인으로서
- 뇌내 가려움증 매개인자(β-엔도르핀 등)의 과잉생산을 들 수 있다. 이것들이 단독적이 아니라, 복합적으로 관여하고 있다.

(2) 가려움증의 매니지먼트

- 외부자극에 대한 가려움증 감수성 항진의 최대 원인은, 혈액투석 환자들이 항상 탈수상태에 있어 피부가 건조한 점에 있다. 따라서 흰색 바셀린, 크림형 친수성 연고, 10% 요소 크림 등을 사용하고 보습에 주의한다.
- 가려움증의 매개인자로는 히스타민, 세로토닌, P 물질(substance P) 등이 있고, 그 과잉생산을 억제하기 위해서 항히스타민제, 비스테로이드성 소염제, 스테로이드 등의 외용약과 항히스타민제나 항알레르기제의 내복약을 이용한다.
- 투석으로 제거되지 않는 내인성물질의 축적도 가려움증의 원인이 되는 경우가 많으므로, 충분한 투석을 시행함과 동시에, 상황에 따라 다이얼라이저 막의 종류를 변경한다. 고(高) PTH 혈증도 가려움증의 원인이 될 수 있다.
- β-엔도르핀은 오피오이드 μ 수용체에 작용하는 내인성 오피오이드로, 투석환자의 가려움증에 관여하고 있다. 오피오이드 수용체에는 주로 3가지 서브타입(μ, κ, δ)이 존재하고, κ 수용체는 μ 수용체와 상반된 약리작용을 나타내며, μ 수용체를 매개한 작용을 억제하는 효과가 있는 것으로 알려져 있다. Nalfurafine HCl(REMITCH®)은 κ 수용체에 선택적으로 작용하여, 가려움증을 억

제한다. 종래 치료에 저항성이 있는 경우, REMITCH® 1일 1회 2.5 μg을 저녁식후 또는 취침전에 경구투여한다(최대 5 μg).

6 변비의 매니지먼트

(1) 병태

- 혈액투석 환자에서는 변비를 호소하는 환자가 많다(50% 이상). 투석에 의한 수분제거, 수분제한, 식이섬유의 섭취부족, 운동량의 저하 등이 원인으로 거론된다. 또 양이온교환수지나 세벨라머 염산염 등의 변비를 일으키기 쉬운 약을 복용하는 환자가 많다.

(2) 변비의 매니지먼트

- 식사에 있어서 식이섬유 섭취를 권장하고는 싶지만, 투석식인 경우에는 식이섬유를 충분히 섭취하는 것이은 어렵다. 투석환자용의 식이섬유 건강식품도 있다.
- 변비를 일으키는 약의 중지를 검토한다.
- 변비약 가운데 Mg 함유제제는 고마그네슘혈증을 일으키기 때문에 원칙적으로 사용할 수 없다. 자극성 변비약인 senna 또는 sennoside 함유제가 주요한 변비약이다. 장천공 등의 부작용을 고려해, 양이온교환수지의 복용자에서는 변비약 사용에 신중을 기한다.

7 투석 아밀로이드증의 매니지먼트

(1) 병태

- 투석 아밀로이드증은 β_2–microglobulin을 주요구성 성분으로 하는 아밀로이드 섬유가 골 · 관절조직을 중심으로 침착하여 일어난다. 혈액투석으로는 β_2–microglobulin이 충분히 제거되지

않는 것이 원인이다.

- 수근관증후군 : 정중신경지배영역의 감각이상, 동통, 근력저하.
- 파괴성척추관절증(destructive spondyloarthropathy) : 경추에 발증하기 쉽고, 추간의 협소화, 추체의 침식양상, 아탈구, 척수 압박 등.
- 아밀로이드 관절증 : 아밀로이드 침착에 의한 골낭포(bone cyst), 관절주위의 골파괴를 볼 수 있다.

(2) 투석 아밀로이드증의 매니지먼트

- 투석 아밀로이드증은 예방이 중요하다.
- 주요구성성분인 β_2-microglobulin의 제거를 늘리기 위해, high-performance 막을 이용한다. HD에서 HDF로 변경한다. β_2-microglobulin을 선택적으로 흡착하는 컬럼(β_2-microglobulin adsorption column)인 Lixelle®(Kaneka Medix 社)의 사용을 고려한다. 다만 Lixelle®은, 기존에 투석 아밀로이드증을 발증한 증례에서만 사용할 수 있다(제 5장 6 (3)을 참조).
- 증상이 있는 투석 아밀로이드증은 정형외과적인 치료가 중심이 된다.

8 유지혈액투석 환자에 대한 약물투여

(1) 혈액투석환자에 대한 약물투여의 3가지 원칙

혈액투석을 시행하고 있는 환자에 대한 투약은 어렵다. 저자도 전공의 시절에 대단히 고민했었다. 결론부터 말하자면, 새로운 약을 투여할 때(특히, 주사약을 투여할 때)에는『투석환자에 대한 투약 가이드북(透析患者への投薬ガイドブック, 개정 2판)』(じほう, 2009) 등의 데이터북에서 하나씩 약 투여량을 알아보지 않으면 안 되지만, 배경지식이 없으면 책을 찾아봐도 어찌해야 좋을지 알기 어려우리라 생각된다. 그래서 혈액투석 환자에 대한 약물투여시에 고려할 3 가지 원칙을 정리해보았다.

Point

유지혈액투석 환자에 대한 약물을 투여할 때 고려하지 않으면 안 되는 포인트는,

① 약물의 대사 · 배설경로

② 투석성 유무

③ 투석환자 특유의 부작용이 없는가

이다.

여기서는 이 3 가지를 중심으로 투여해도 좋은가, 투여한다면 감량이 필요한가, 투여시기를 언제로 하는가(투석으로 제거되는 약물이라면 투석 후에 투여)를 판단할 수 있게 되는 것을 목표로 한다.

혈액투석 환자에 대한 투약에 관해 본격적으로 공부하고 싶다면, 『투석환자에 대한 투약 가이드북(개정 2판)』의 총론부분을 통독할 것을 권한다.

(2) 약물의 대사배설 경로를 고려한다

ⓐ ADME

약물동태학의 복습을 잠시 하자. 약물의 ADME에 대한 이야기다. ADME란 흡수(Absorption), 분포(Distribution), 대사(Metabolism), 배설(Excretion)의 첫글자를 취한 것(acronym)이다(그림 3-1).

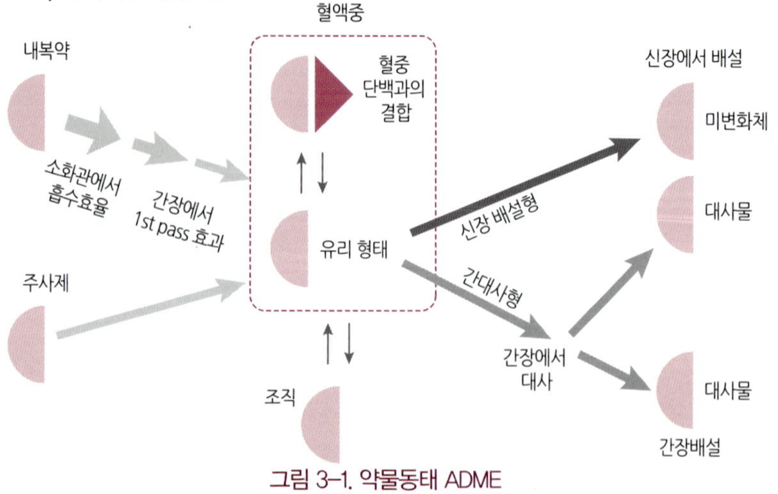

그림 3-1. 약물동태 ADME

내복약이라면 소화관에서 흡수되고 나서, 간(liver)에서 일부가 대사를 거쳐 활성을 잃는다.(실활(失活), 간에 의한 초회통과효과(first-pass effect)) 따라서 내복약의 생체내가용율(bioavailability)은 소화관에서의 흡수율과 간에서의 초회통과효과를 얼마나 받기 쉬운가 하는 두 가지에 달려 있다. 주사제의 경우는 직접 혈중에 투여되므로, 생체내가용율(bioavailability)은 무시할 수 있다.

혈중으로 들어간 약물은, 전신조직에 분포한다. 혈중에 머무르는 약물도 대부분은 혈중단백질과 결합한다. 일부가 유리형(free form)으로 존재하고, 이 유리형이 약효를 발휘한다. 약물분포의 정도는 분포용적(Vd : volume of distribution)으로 표현되며, 혈중단백질 결합율과 함께 약물분포의 중요한 파라미터(변수)이다.

약물은 그 후 배설 또는 대사되는데, 약물의 주된 배설경로에는 2가지가 있어서 신배설형 약물과 간대사형 약물로 나뉜다. 신장에서 미변화체 그대로 배설되는 약물을 신배설형 약물이라 하고, 간장에서 대사된 약물(이후 대사체는 신장에서 배설되거나, 담즙으로 배설된다)을 간대사형 약물이라 한다. 예를 들어, 혈압약 가운데 Ca채널차단제, α 차단제, ARB는 대부분 간장에서 대사되어 약효가 소실되는 간대사형 약물이고, 한편 ACE 차단제의 대부분은 신장으로 배설되는 신배설형 약물이다.

약물마다 각각의 ADME 차이를 정하는 중요한 요소는 약물이 수용성인가, 지용성인가 하는 점이다. 지용성 약물은 소화관 흡수는 양호하지만, 간에서 초회통과효과(first-pass effect)를 받기 쉽다. 그리고 조직으로 이행하기 쉽기 때문에 분포용적(Vd)이 크다. 지용성 약물은 간장에서 대사되어 혈중에서 소실된다. 한편, 수용성 약물은 소화관 흡수는 불량하지만, 간장에서의 초회통과효과를 적게 받으며, 조직으로 이행하기 어려워서 분포용적이 적다. 수용성 약물은 신장에서 배설되어 혈중에서 사라진다.

b 신배설형 약물인가, 간배설형 약물인가가 중요

혈액투석 환자에 있어서는 ADME의 모든 요소가 건강한 일반인과 다를 가능성이 있지만, 약물투여를 고려할 때 특히 고려하지 않으면 안 되는 점은 그 약물이 신배설 약물인가, 간대사 약물인가 하는 것이다. 신배설형 약물이라면, 투석 환자에서 감량하지 않으면 안 된다. 신배설형 약물인지를 조사하기 위해서는, 데이타북의

① 뇨중 미변화체 배설율

② 투석환자의 혈중소실 반감기

를 보는 것이 좋다. 뇨중 미변화체 배설율이 높은 것, 혈중소실 반감기가 건강한 일반인에 비해 연장되는 것이 신배설형 약물이다.

예를 들어, 부정맥약 digoxin과 lidocaine에 관하여 데이터북에는 이하와 같이 기재되어 있다.

· digoxin : 뇨중 미변화체 배설율 50~70%. 건강한 일반인의 혈중소실 반감기 36~48시간, 투석환자의 혈중소실 반감기 87~100 시간.

· lidocaine : 뇨중 미변화체 배설율 10%. 건강한 일반인의 혈중소실 반감기 1.7시간, 투석환자의 혈중소실 반감기 2.15 시간.

이것을 보면 digoxin은 뇨중 미변화체 배설율이 높고, 투석환자에서 혈중소실 반감기가 건강한 일반인에 비해 2~3배나 늘어나 있으므로 신배설형 약물이라 할 수 있다. 한편, lidocaine은 뇨중 미변화체 배설율이 낮고, 혈중소실 반감기도 건강한 일반인과 거의 차이 없으므로 간대사형 약물이라 할 수 있다. 물론 완전히 어느 한 쪽으로 나누어 지지 않는, 신배설형과 간대사형의 중간인 약물도 많이 있다.

일본의 (약품) 첨부문서나 데이터북은 기재방식이 통일 되어 있지 않아서, 읽고 활용하기가 상당히 어렵다. 예를 들어, acyclovir 내복약의 경우, 미변화체 배설율은 400 mg 정(錠)에서 12%, 200 mg 정에서 25%라 적혀 있다. acyclovir의 소화관 흡수율이 20% 정도이므로, acyclovir는 실제로는 소화관에서 흡수된 것은 거의가 미변화체로서 신장에서 배설되는 셈이 된다. 따라서 acyclovir는 신배설형 약물이다.

또 까다로운 케이스로, 간에서 대사되어 신장으로 배설되지만 대사물이 활성을 가지는 경우도 있다. 예를 들어, allopurinol은 대사를 거쳐 oxypurinol이 되지만, oxypurinol 또한 뇨산생합성 억제작용이 있는 활성대사물이며 뇨중배설율이 70%나 된다. 그래서 신기능장애자에서는 활성대사물이 축적되기 때문에 allopurinol의 감량이 필요하다.

c 신배설형 약물의 투여방법

신배설형 약물의 경우 감량이 필요하지만, 어느 정도 감량해야 할지는 데이터북을 확인하지 않으면 안 된다.

약물 투여시에는, 초회 투여량과 추가 투여량이 있는데, 신배설형 약물을 신기능저하자에게 투여하는 경우에도 초회 투여량은 원칙적으로 감량하지 않는다. 추가투여에 대해서는 감량이 필요한데, 투여간격을 그대로 두고 감량하는 방법과 감량을 하지 않고 투여간격만 늘리는 방법이 있다. 어느 쪽이 좋으냐 하는 것은 개별 약제의 특성에 따라서도 다르다.

예를 들어, 혈액투석 환자에 있어 teicoplanin의 사용방법은 이하와 같다. teicoplanin은 신배설형 약물이므로 감량은 필요하지만, loading량은 변경하지 않는다. 한편 유지량은 1/3 정도로 한다. 양을 1/3로 해도 좋고, 3일에 1번 투여로 해도 좋다. 건강한 일반인에서 teicoplanin의 투여방법은 첫날 400 mg×2, 이틀째 이후 400 mg×1이 일반적이다(체격이 작은 경우는 그 반으로 하는 경우도 있다). teicoplanin은 꽤나 혈중 농도를 올리기 어려운 약으로, 첫째날, 둘째날, 셋째날의 투약이 loading 양이라고 생각되고 있다. 따라서 혈액투석환자에 있어서도, 첫째날 400 mg×2, 둘째날 400 mg, 셋째날 400 mg은 변경하지 않는다. 따라서 4일째 이후에 대해서는 1/3 정도로 감량하거나, 3일마다 400 mg투여한다.

작용역과 중독역이 근접해 있는 항부정맥약(digoxin, flecainide 등), 항균제(vancomycin, teicoplanin, aminoglycoside 등) 등에서는 혈중농도 모니터가 가능하므로 필요에 따라 혈중농도를 보면서 투여량을 조정해 간다.

(3) 약물의 투석성(透析性)을 고려한다

a 약물의 투석성은 어떻게 정해지는가

약물이 얼마나 투석으로 제거되는가를 정하는 것은

- 분자량
- 단백 결합률
- 분포 용적
- 지용성

이다. 다이얼라이저는 반투막이므로 공경(pore diameter)보다 큰 약물은 투석으로 빠지지 않고, 작은 약물은 투석으로 빠진다고 생각하는 사람들이 많다. 즉, 분자량으로 투석성을 알 수 있다고 생각하는 사람들이 많다. 그러나 이것은 큰 오해이다. 확실히 분자량이 2,000 Da 이상이 되면 거의 투석으로 제거되지 않지만, 대다수 약물은 분자량이 1,000 Da 이하로, 이 약물들의 투석성에 크게 영향을 주는 것은 단백 결합률, 분포 용적, 지용성이다. 단백 결합률이 높고, 분포 용적이 크고, 지용성이 높은 약물일수록 투석성이 낮다. 예를 들어, propranolol HCl은 단백 결합률이 93%로 높고, 분포용적이 4.1 l/kg으로 크고, 지용성 약물이기 때문에, 투석으로 거의 제거되지 않는다.

투석에 의한 약물제거율 데이터는 데이터북에 항상 실려 있지는 않은데, 이런 경우는

- 단백 결합률
- 분포 용적
- 분자량

에 따라, 투석성이 높은지 낮은지를 예상한다.

분포 용적(Vd)에 관해서는 요소를 기준으로 생각하면 좋다. 요소는 세포막을 자유로이 통과할 수 있으며, 세포내액, 세포외액을 합한 신체의 총수분량, 즉 체중의 60%에 균등히 분포하기 때문에 Vd는 0.6 *l*/kg으로 작지만, 단백 결합률이 극히 높기 때문에 투석으로는 거의 제거되지 않는다.

예를 들어, 디곡신은 근육내 섭취량이 많고 Vd가 5~8 *l*/kg으로 높다. 따라서 디곡신은 투석으로 제거하기 어렵다. 와파린(warfarin)은 대부분 혈장내에 존재하며 Vd는 0.1 *l*/kg로 작지만, 단백결합률이 극히 높아서 투석으로는 거의 제거되지 않는다.

b 약물의 투석성에 따라 무엇이 변하는가

투석성이 있는가 없는가에 따라, 어느 타이밍에 투여해야 할지, 투석 후에 추가보충이 필요할지를 판단한다.

예를 들어, meropenem과 teicoplanin의 경우를 생각해 보자. meropenem과 teicoplanin을 투석환자에게 매일 아침 점적투여하면 어떻게 될까? meropenem은 4시간 투석으로 50% 정도 혈중농도가 저하된다. 아침에 투여를 해도 투석으로 혈중농도가 대폭 낮아져 버리므로, 충분한 효과를 기대할 수 없다. 따라서 투석이 있는 날은 투석 후 투여가 바람직하다. 한편 teicoplanin은 4시간 투석으로 0~10% 정도 혈중농도가 저하될 뿐이어서, 거의 투석으로 제거되지 않는다. 따라서 투석과 관계없이 투여가능하다.

예제 8	월수금-오전 스케쥴로 유지혈액투석을 받고 있지만, 투석 중에 자주 심방세동의 빈맥발작을 일으키는 환자에게 있어 digoxin의 효과적인 투여방법을 생각해 보시오. 데이터북에는『digoxin은 신배설성이므로, 1/4정도로 감량이 필요. 투석으로 거의 제거되지 않는다』라고 적혀 있다.

답	신배설성으로 1/4 정도로 감량한다는 것이라면, 매일 1/4 정(0.25 tablet)을 내복시키는 것도 가능하지만, 빈맥발작은 혈액투석 시행중에 일어나기 쉽기 때문에, 투석 중인 시간을 노려서 혈중농도를 올리고 싶다. 투석으로 거의 제거되지 않는다고 하니까, 투석전에 복용케 해서 피크를 투석시간에 맞추는 것이 좋다. 따라서 매일 1/4 정으로 하는 것이 아니라 격일(투석일 아침)로 1/2정을 투여하는 것이 좋다. (시판중인) 1/2 분량 제제도 사용할 수 있고, 환자에게도 투석일 아침에 먹는 약이라 설명하면 잊어버리는 일도 적다.

(4) 혈액투석 환자 특유의 부작용이 없는지 고려한다

혈액투석 환자에서 일어나는 특유의 부작용을 가진 약물이 있다. 이것들은 어느 정도 기억해 두지 않으면 안 된다.

- 알루미늄을 함유한 약물(Maalox®, Ulcermin®, 겔포스®, 알마겔® 등) : 원칙적 금기. 1980년대까지 P 흡착제로서 알루미늄겔이 널리 사용되었지만, 알루미늄 축적에 의한 뇌증, 골병증(骨病症), 빈혈이 알려져, 알루미늄을 함유한 약제는 투석환자에서 금기가 되었다.
- 경구당뇨약제(술포닐요소제, 비구아나이드약제, 속효성 인슐린분비촉진제, pioglitazone) : 저혈당의 빈도가 높기 때문에 금기. α-glucosidase inhibitor(글루코바이®, 베이슨®)는 통상량으로 사용가능.
- imipenem(Tienam®) : 부작용으로 경련의 빈도가 높으므로, 다른 carbapenem계 약을 쓴다.
- acyclovir(Zovirax®), valacyclovir(Valtrex®)

요주의 : 언어장애, 의식장애를 일으키기 쉽다. 대폭적인 감량이 필요.

- cibenzoline(Cibenol®) : 저혈당 · 의식장애가 일어나기 쉽다. 현재는 금기로 되어 있다.
- bezafibrate(베자립®): 횡문근용해증이 일어나기 쉽다. 현재는 금기로 되어 있다.

(5) 혈액투석 환자에 대한 투약의 실제

여기까지 혈액투석 환자에 대한 투약의 세 가지 원칙을 설명했지만, 아마도 읽어보니「역시 하나하나 약제를 조사하지 않으면 안 되기 때문에 귀찮다」라는 의견이 나올 것 같다. 그래서 다소 레지던트의 눈높이에서 현실적인 생각방식을 이야기해보자.

주사약은 원칙적으로 모든 약을 데이터북에서 조사해야 한다. 주사약의 경우, 즉시 혈중농도가 상승하므로 부작용도 일어나기 쉽다. 따라서 하나씩 확인하기 바란다.

경구약에 관해서는 많은 약이 생체내가용율(bioavailability)을 고려해, 중독역과 작용역이 떨어져 있다. 따라서 경구약 투여에 관해서는 신경질적으로 대할 필요가 없다. 다만 단기간에도 부작용이 나기 쉬운 약으로서,

- 당뇨병약
- 항부정맥약
- acyclovir

가 있고, 이 약들에 대해서는 충분히 주의한다. 또 장기간 투여하는 약에 대해서는 꼭 찾아봐야 한다. 예를 들어, H_2 차단체 등, 단기로는 큰 문제를 일으키지 않지만 장기간 상용량 복용시키는 경우 골수장애 등의 부작용이 출현하는 약제도 있다.

Point

- 혈액투석 환자에 대한 투약에 있어 주사약은 모두 데이터북을 찾아보고 투여한다.
- 경구약은 단기간이라도 부작용이 나타나기 쉬운 약(당뇨병약, 항부정맥약, acyclovir)에 주의하고, 그 외에는 지나치게 신경질적일 필요는 없다. 다만 장기간 내복하는 경우는 데이터북을 찾아본다.

(6) 혈액투석 환자에 대한 투약에 있어 주의해야 할 약물

각론으로는『투석환자에 대한 투약 가이드북(개정 2판)』(じほう, 2009),『Drug Prescribing in Renal Failure(5판)』(American College of Physicians, 2007) 등의 데이터북을 확인할 것. 여기서는 주된 약물에 대해서만 언급한다.

ⓐ 소화기계 약물

- 알루미늄(Aluminium)을 함유한 약물(Maalox®, Ulcermin®, 겔포스®, 알마겔® 등) : 알루미늄 축적 때문에 금기.
- 마그네슘(Magnesium)을 함유한 약물 (산화마그네슘-마그오® 정, 마그밀® 정 등) : Mg의 축적 때문에 신중투여.

- H_2 차단제(Gaster®, Zantac®, Tagamet® 등) : 신배설이므로 1/2 정도로 감량이 필요. 정신신경증이나 과립구감소증이 일어나기 쉽다. Gaster®라면 1일 10 mg정도. Gaster®, Tagamet®는 투석으로 제거되지만, Zantac은 투석으로 제거하기 어렵다.
- 프로톤펌프억제제(omeprazole 등 proton pump inhibitor) : 감량이 필요없고, 투석으로 그다지 제거되지 않는다.

b 항부정맥약

- digoxin : **요주의** 대폭 감량이 필요. 경구투여라면 0.125 mg 주 3회 정도. 분포용적이 커서 투석으로 거의 빠지지 않는다. 혈중농도 모니터를 하는 편이 좋다.
- methyl digoxin(Lanitop®) : digoxin과 마찬가지로 대폭감량이 필요. 1회 0.05 mg을 주 3~4회 투여. 혈중농도 모니터링이 어려우므로, digoxin을 사용하는 편이 무난.
- cibenzoline : 금기. 저혈당이 일어나기 쉽다.
- verapamil : 1/2 정도로 감량한다는 의견과 감량이 필요없다는 의견이 있다.
- flecainide : 감량이 필요. 50~100 mg/day. 혈중농도 모니터링이 필요.
- disopyramide : 감량이 필요. 100~150 mg/day. 대사산물에 강력한 항콜린작용이 있다. 저혈당에 주의.
- procainamide : 감량이 필요. 350~400 mg을 12~24 시간마다 투여.
- aprindine : 감량의 필요 없음.
- lidocaine : 감량의 필요 없음.
- mexiletine : 감량의 필요 없음.
- pilsicainide : 25 mg을 격일로 스타트.
- propafenone : 감량의 필요 없음.
- amiodarone : 감량의 필요 없음.

c 혈압약

- Ca 채널차단제: 대부분(Adalat®, Norvasc®, 코니엘®, 헤르벤®, 페르디핀®) 간대사형이라 감량의 필요는 없다. 또, 단백결합률이 높고 분포용적이 크기 때문에 투석으로 제거되지 않는다.
- ACE inhibitor : 대부분 요중미변화배설율이 높고, 신배설성 약이 많지만, 감량하지 않아

도 현저한 부작용은 보기 어렵다. 투석으로 제거된다. 오드릭® (Odrik®, Trandolapril), Acecol® (Temocapril)은 요중미변화배설율이 낮고, 주로 간대사. 또 ACE inhibitor는 AN69 막을 사용한 혈액투석과 LDL apheresis에서, bradykinin 활성화로 인한 쇼크가 일어나므로 사용금기.

- ARB : Atacand®, Olmetec®은 요중미변화배설율이 많지만, Diovan®, Cozaar®, Aprovel®은 적다. Micardis®는 담즙배설. 어느 것이나 소량으로 시작하고, 문제가 없으면 상용량으로 투여가능하다. 모두 투석성은 낮다.
- β 차단체 : Almarl® (알말®, arotinolol hydrochloride), Dilatrend® (carvedilol)은 감량 필요 없음. Tenormin®은 신부전에서 축적이 있으므로, 25 mg을 주 3회 투석 후에 투여.
- doxazosin mesylate : 감량의 필요 없음. 투석으로 제거되지 않는다.
- eplerenone (Inspra®) : 금기

d 당뇨병약

- 경구당뇨병약(술포닐요소제, 비구아나이드제, 속효성 인슐린분비 촉진제, pioglitazone) : 저혈당의 빈도가 높기 때문에 금기.
- α -glucosidase 억제제 (글루코바이®, 베이슨®) : 통상량으로 사용가능.
- 인슐린 : 신부전에서는 인슐린 분해가 억제되어 인슐린 필요량은 낮아진다.

e 항균제

- 페니실린 · 세펨계 항생물질 : ceftriaxone, cefoperazone 이외는 신배설로, 감량이 필요. 대부분 투석성이 좋은 것이 많다.
- 피페라실린 : 감량이 필요. 투석일, 비투석일 모두 하루 1~2 g. 투석일은 투석종료시에 투여.
- 타조박탐 · 피페라실린 : 감량이 필요. 1일 2.25 g을 8시간마다, 또는 12시간마다. 투석일은 투석종료시에 투여.
- 세파졸린(cefazolin) : 감량이 필요. 투석일, 비투석일 모두 하루 0.5~1 g. 투석일은 투석종료시에 투여.
- 카바페넴계 항생물질 : imipenem-cilastin(Tienam®)은 경련, 의식장애 부작용의 빈도가 높아 피하는 편이 좋다. 복합제가 아니라서 약물동태가 확실한 meropenem이 쓰기 쉽다.
- 메로페넴 : 투석일, 비투석일 모두 하루 0.5 g 투여. (투석일은 투석종료시에 투여) 다만 체

중이 작은 환자, 경증의 감염증인 경우는 감량가능.

- 아미노글리코시드계 항생물질 : 신배설성으로 감량이 필요. 혈중농도 모니터링을 하면서 투여한다. 아미노글리코시드의 약물동태를 고려하면, 가능한 한 피크를 높이고 트러프를 낮추는 것이 바람직하고, 투여회수는 줄이는 편이 좋다.
- Arbekacin(하베카신®HABEKACIN) : 초회량 4 mg/kg을 투여. 이후, 투석 후에 3 mg/kg 투여. 혈중농도 모니터가 필요.
- Amikacin : 초회량 6~8 mg/kg을 투여. 이후, 투석 후에 4~6 mg/kg 투여.
- glycopeptide계 항생물질 : vancomycin, teicoplanin 모두 신배설성이고, 다음과 같이 대폭 감량이 필요. 혈중농도를 모니터한다.
- vancomycin **요주의** : 대폭 감량이 필요. 초회는 투석종료시에 1 g을 투여. 2회째 이후에는 대개 1주에 1회 0.5 g투여로 하지만, 혈중농도를 모니터하면서 투여시기를 정한다. 트러프치 10~15 μg/ml로 콘트롤한다. 투석막의 종류에 따라 투석성이 다르고, high-flux막에서는 50% 정도가 제거된다.
- teicoplanin **요주의** : 대폭 감량이 필요. 투석환자에서는 반감기가 3~4일 정도가 된다. 또 투석으로 거의 제거되지 않기 때문에 축적되기 쉽다. 혈중농도를 모니터하면서 투여한다. 최적 트러프치는 10~20 μg/ml. 첫날 400 mg × 2, 2일째 400 mg, 3일째 400 mg 이후 3일마다 1회 400 mg.
- linezolid (Zyvox®) : 감량 필요없음. 골수억제가 고빈도로 나타나므로 주의.
- ST합제(Trimethoprim/sulfamethoxazole) : 50%로 감량하고, 24시간마다 투여.
- ciprofloxacin : 초회 300 mg, 2일째 이후 200 mg 1일 1회. 10%정도 투석된다.
- levofloxacin (Cravit®) : 4일째까지는 1일 1회 100 mg 투여. 이후 격일 100 mg 투여.

f 항바이러스제

- acyclovir (Zovirax®) **요주의** : 감량이 필요. 혀가 잘 움직이지 않거나 의식장애와 같은 중추신경 부작용이 쉽게 나타난다. 주사 : 주 3회 투석후에 3.5 mg/kg투여. 경구내복 : 대상포진에서는 체중 55 kg이상이면 800 mg 1회, 40~55 kg이면 600 mg 1회, 40 kg미만이면 400 mg 1회. 단순포진에서는 대상포진의 1/2 량. 투석성 있음.
- valacyclovir (Valtrex®) **요주의** : acyclovir의 전구약물(prodrug). 대상포진 : 투석후에 500 mg투여를 주 3회. 단순포진 : 투석후에 1회 250 mg을 주 3회 투여. 필름코팅정이므로, 500

mg정을 분할하는 것은 현실적이지 않다. 투석성 있음.

- oseltamivir(Tamiflu®) : 1회 1캡슐=75 mg을 한번 복용하면 5일간 유효치료효과를 유지할 수 있다.

g 기타

- acetazolamide : 대폭감량이 필요. 125 mg을 주 3회 투여. 혈중농도 모니터가 필요.
- fibrate계 약제 : 금기. 횡문근융해증의 빈도가 높다.
- statin계 약제 : 감량 필요없음.
- theophylline : 감량 필요없음.
- allopurinol(자이로릭) : 활성대사물이 신배설성이기 때문에 1/2로 감량. 1일 1회 50 mg. 또는 투석후 1회 100 mg.
- bisphosphonate 제제 : 투석환자에 사용한 논문은 많지만, 투석환자에서의 안전성이 확립되어 있지 않다는 점에서 일본에서는 금기로 취급되고 있다.

9 유지혈액투석 환자의 수혈

(1) 적혈구수혈

통상의 수혈은 적혈구농축액-LR(leukocyte reduced)을 사용하고, K 상승을 막기 위해 가능하면 투석중에 수혈한다. 다만 2~4 단위의 수혈이라면, 투석중이 아니더라도 시행할 수 있다.

적혈구농축액-LR 1단위 140 ml(역주-일본의 적혈구수혈 단위)

종래의 적혈구 MAP(Mannitol, Adenin, Phosphate 의 보존액(역주 - 국내에서 사용되는 혈액백에는 CPDA-1이 사용하고 있다)로부터 백혈구를 제거한 제제.

방사선조사혈액은 조사 후에 상청부의 K 농도가 상승하는 것으로 알려져 있는데, 방사선비조사혈액 2단위에 포함된 상청부 총 K 양이 채혈 후 21일간 보존에서 평균 4.5 mEq인 것에 대해, 방사선조사혈액은 6.7 mEq까지 상승한다.

(2) 혈소판수혈

혈소판은 다이얼라이저에 흡착되므로, 투석과는 별도의 루트로 투여하는 것이 바람직하다.

10 유지혈액투석 환자의 검사

(1) 검사 데이터를 읽는 법

a 요산(uric acid)

요산은 신배설성 물질이므로, 혈액투석 환자에서는 혈중 요산농도가 현저히 상승하는 것이 보통이지만, 통풍의 유전적 소인을 가진 환자 이외에 통풍발작을 일으키는 경우는 드물다. 투석환자에 보이는 고뇨산혈증을 약물로 시정해야하는지 아닌지에 대해서 통일된 견해는 나와있지 않다.

b K

투석전 혈청 K 농도의 표준치는 3.5~5.5 mEq/l로 하고, 6.0 mEq/l 이상은 위험영역으로 한다.

c transaminase

AST, ALT 모두 활성화에 비타민 B_6의 유도체(PALP: Pyridoxal 5-Phosphate)를 보효소로서 필요로 한다. 일본에서의 AST, ALT 측정에는 PALP가 첨가되어 있지 않기 때문에, 비타민 B_6의 결핍상태에서는 AST, ALT 모두 낮은 수치로 나온다. 투석환자의 다수는 비타민 B_6 결핍상태이고, AST, ALT 모두 낮은 수치를 나타내는 경우가 많다. 역으로 투석환자의 AST, ALT 수치가 정상 상한치를 조금 넘었거나, 정상범위 내에 있어도 이전보다 상승해 있는 것 같다면 간질환 이환을 의심한다.

d Ca

투석 전 혈청 Ca 농도의 표준치를 9.0~10.5 mg/dl로 한다. 혈청 Ca의 약 40%는 단백질(주로 알부민)과 결합, 5~15%는 구연산, 인산, 탄산과 착염(complex salt)을 형성하고, 50%가 이온화 Ca 으로서 존재한다. 이 Ca 가운데 생리작용을 가진 것은 이온화 Ca 뿐이지만, 정기검사에서는 혈청 총 Ca 농도가 혈청 Ca 농도로서 측정된다.

혈청 Ca 가운데 약 40%가 단백(주로 알부민)과 결합되어 있기 때문에, 혈청 알부민 농도가 낮은 경우에는, 이온화 Ca 농도가 낮지 않아도 혈청 (총) Ca 농도는 낮은 값을 보인다. 역으로 혈청 알부민 농도가 높은 경우에는, 이온화 Ca 농도는 높지 않아도 혈청 (총) Ca 농도는 높은 값을 보인다. 그래서 특히 저알부민혈증 환자에서는 다음의 Payne식에 의해 혈청 (총) Ca 농도 보정을 시행한다.

보정 Ca 농도(mg/dl) = 혈청 Ca 농도(mg/dl) − 혈청 알부민 농도(g/dl) + 4

e Mg

투석전 혈청 Mg 농도의 표준치를 1.4~1.9 mg/dl로 한다.

f P

혈청 P 농도의 표준치를 4.0~6.0 mg/dl로 한다. 혈청 P 농도(mg/dl)와 혈청 Ca×P 수치가 70을 넘으면 이소성석회화가 생기기 쉽게 된다. 이런 경우에는 그 원인이 되는 고인혈증 또는 고칼슘혈증의 콘트롤이 필요하다.

g Fe(철), ferritin

체내의 철결핍은 먼저 저장철량의 감소로 나타난다. 따라서, 조기의 철결핍은 혈청 ferritin 수치 저하에 의해 진단된다. 혈청 ferritin의 표준치는 100~300 ng/ml이다. 한층 더 철결핍이 진행하면 혈청철이 감소하기 시작한다. 그러나 혈액투석 환자에서는 혈액중에 철을 운반하는 transferrin의 혈청농도가 낮기 때문에, 설령 철결핍이 없어도 혈청 철은 낮은 수치를 보이는 경우가 많다. 따라서 혈청철은 철결핍의 지표로 쓰기에 적절하지 않다. transferrin

포화도(TSAT=Fe/TIBC×100) 쪽이 철결핍의 지표로서 더 유용하다. transferrin 포화도가 20% 이하인 경우, 철이 결핍되어 있을 가능성이 높다고 판단한다.

h (1→3)-β-D-glucan

진균증의 진단에 널리 쓰이고 있지만, 재생 셀룰로스 투석막에는 (1→3)-β-D-glucan이 포함되어 있어, 진균감염증이 없어도 (1→3)-β-D-glucan이 높게 나온다.[투석전 649 pg/ml, 투석후 1,091 pg/ml (일본투석의학회지 39 : 269, 2006)] 그 수치는 투석지속기간과 양의 상관관계를 가진다. 그리고 재생 셀룰로스막을 합성막(synthetic membrane)으로 바꾸어도 (1→3)-β-D-glucan 수치는 수 개월간 높게 유지된다. 한편 CTA(cellulose triacetate)막에서는 투석전 13 pg/ml, 투석후 11 pg/ml로 투석의 영향을 그다지 받지 않는다. 이것은 acetate에 의해 수산기가 마스킹되기 때문에 (1→3)β-D-glucan의 혈액내 누출이 방지되기 때문이라 생각되고 있다. 또한 합성막의 경우, 투석전 24 pg/ml, 투석후 21 pg/ml 였다. Wet type 다이얼라이저의 경우, 충전액의 (1→3)-β-D-glucan가 높은 수준임이 지적되었다. (感染症誌 72 : 245, 1998)

또 (1→3)-β-D-glucan은 수술중 대량의 거즈를 쓴 경우에서 300 pg/ml, 알부민, 면역글로불린 제제 사용례에서 50 pg/ml 정도의 상승을 보인다. 참고로 건강한 일반인의 칸디다증에 있어서 2,217 pg/ml, 폐아스페르길루스증이 323.3 pg/ml, 폐포자충(pneumocystis)폐렴이 494 pg/ml, 크립토코쿠스증이 7.0 pg/ml라는 데이터가 있다.

(2) MRI에 이용되는 가돌리늄함유 조영제

이전에는 MRI에 쓰는 가돌리늄(Gd)함유조영제는 만성신부전보존기, 투석기에 있는 환자에 있어서 안전하게 쓸 수 있다고 생각되었지만, 신성전신성섬유증(nephrogenic systemic fibrosis : NSF)와 신기능장애환자에서 Gd함유조영제의 사용이 인과관계가 있는 것으로 밝혀 졌다.

NSF는 Gd가 피부에 축적되는 것이 원인으로 생각된다. Gd함유조영제는 Gd의 독성발현을 억제하기 위해 킬레이트제로 합성되어 있다. Gd와 유기고분자의 안정한 착체(complex)는 주로 신장에서 배설되므로, 중증 신기능장애자에서는 체내 체류시간이 길어지기 때문에 NSF 발생의 리스크가 높아질거라 생각된다. Gd함유조영제 가운데 gadodiamide (OMNISCAN™)에 의한 NSF의 보고가 가장 많지만, 어느 Gd함유조영제라도 NSF의 가능성은 부정할 NSF는 피부 경화가 주체인 다장기섬유화성질환로, Gd조영제 투여후 수일에서 수개월, 때로 수년후에 피부의 부종과 경화, 동통 등으로 나타나는 질환으로, 진행하면 사지관절의 구축을 일으켜 활동에 현저한 제한을 준다. 현시점에서 확립된 치료법은 없으며, 그 사망률은 20~30%로 추측된다. NSF의 증상은 피부의 뻣뻣함이나 경화가 중심으로, 장기의 반흔화가 나타나는 경우도 있다. 가벼운 증상으로는 피부의 발적, 가려움, 부종, 경화, 뻣뻣함, 적색 또는 흑색반, 눈의 공막에 황색반점(yellowish scleral plaques), 팔손다리를 움직이거나 펴는 데 곤란함을 일으키는 관절 경직, 관골(hip bone) 또는 늑골의 심부통, 근력저하 등이 있다.

Gd조영제는 신장애 유무에 상관없이 진단을 위해 필수적이라고 판단되는 경우에만 사용해야 한다. 특히 투석환자의 경우, Gd 조영제사용후의 NSF 발생 위험이 높다고 여겨지고 있으므로 비조영 MRI, 단순 CT, 초음파검사 등으로 대체해야 한다.

11 유지혈액투석 환자의 영양

(1) 유지혈액투석 환자의 영양

일본신장학회 지침에 기초한 유지혈액투석 환자의 식사기준은 이하와 같다.

Point

유지혈액투석 환자의 식사기준(일본신장학회의 지침)

- 총에너지 : 30~35 kcal/kg 표준체중/day
- 단백질 : 1.0~1.2 g/kg 표준체중/day
- 식염 : 0.15 g/kg 표준체중/day (잔여신장 소변량 100 ml 마다 0.5 g/day 증량 가능)
- K 제한 : 1.5 g/day
- 식사외 수분 : 15 ml/kg 현재체중/day (잔여신장 소변량만큼 증량가능)
- P : 700 mg/day
- Ca : 600 mg/day
- 표준체중 = 22×[신장(m)]×[신장(m)]

입원환자의 경우는 식사를 전량섭취할 수 없는 경우도 많다. 투석식은 어떻게 해도 식욕이 돋기 힘들므로, 원래 조금 밖에 못 먹는 환자라면 일반식도 괜찮다.

투석식에는 다양한 제한이 있어, 요령있게 제한하지 못하면 오히려 영양결핍에 빠지기 쉽다. 혈액투석 환자에서 영양상태의 기준으로는 혈청 알부민, %크레아티닌 생산속도(%CGR), 표준화 단백이화율(nPCR) 등이 쓰인다. 혈청 알부민 < 3 g/dl, %CGR < 90%, nPCR < 0.9 g/kg/day 인 경우, 영양불량으로 사망위험도가 증가한다.

(2) 유지혈액투석 환자의 경장영양

통상의 경장영양식사는 1 kcal/ml로 조정되어 있는 것이 많지만, 이러면 수분이 너무 많아진다. 테루밀(テルミール)® 또는 신부전용 경장영양식인 리나렌(リーナレン)Pro 3.5®는 1.6 kcal/ml로 사용하기 쉽다. 다만 삼투압이 높아 설사를 일으키기 쉬우므로, 투여속도를 천천히 하는 등의 주의가 필요하다.

리나렌(リーナレン)®은 신장병환자용으로 만들어진 것으로 K 함유량 등이 낮춰져 있지만, 경우에 따라서는 저칼륨혈증이 되므로 적절히 사용한다. 또 RACOL(ラコール)®는 비타민 K가 많으므로 와파린 사용자에는 금기.

	CZ-Hi®	리나렌Pro 3.5®	테루밀 미니®	RACOL®	뉴케어 KD	뉴케어 KD$^+$
용량	200 ml	250 ml	125 ml	200 ml	200 ml	200 ml
열량	160kcal/100ml	160kcal/100ml	100kcal/100ml	100kcal/100ml	200kcal/100ml	200kcal/100ml
단백질	5g/100ml	5.6g/100ml	5.8g/100ml	4.38g/100ml	3g/100ml	7.5g/100ml
지질	2.2g/100ml	4.5g/100ml	6g/100ml	2.23g/100ml	7g/100ml	8.5g/100ml
Na	90mg/100ml	96mg/100ml	80mg/100ml	73.8mg/100ml	60mg/100ml	70mg/100ml
K	150mg/100ml	48mg/100ml	80mg/100ml	138mg/100ml	75mg/100ml	65mg/100ml
P	75mg/100ml	56mg/100ml	72mg/100ml	44mg/100ml	47.5mg/100ml	65mg/100ml
삼투압		500mOsm/l	400mOsm/l	360mOsm/l		930mOsm/l

표 3-2. 유지혈액투석 환자의 경장영양제[10]

10 역주 - 뉴케어 KD, KD+는 역자가 추가한 내용. 대상㈜의 홈페이지에서 인용함.

본원의 혈액투석환자용 경구유동식에서는 리나렌(リーナレン)LP® 2캔, PulmocareEx® (Abbott) 2캔, 테루밀 미니® 2개, 일반 오렌지쥬스 200 ml, 하이카로(ハイカロ) 160® 1개를 섞어서, 1일 수분량 1,030 ml, 1,700 kcal, 단백질 50 g, 지질 70 g, Na 975 mg, K 1,500 mg, P 760 mg 으로 하고 있다.

(3) 유지투석환자의 고칼로리 수액

고칼로리 수액용의 제제는 어떻게 해도 수분량이 많아져 버리므로 쓰기 어렵다. 다음의 포인트를 주의하면서, 케이스-바이-케이스로 수액을 조합한다(표3-3).

- 총수액량 : 1,200~1,600 ml/day
- Na : 70~120 mEq/day
- K : 20~40 mEq/day (고칼로리 수액을 개시할 때는 K-free로 하는 편이 안전)
- 칼로리 : 30~40 kcal/kg, cal/N = 350~500을 목표로 한다.
- 지방제제 : 주 1~2회정도 사용한다.
- 아미노산 : 200 ml/day 정도 사용한다. 신부전용 아미노산제제로서 Neoamiyu®(Ajinomoto 社)등이 있다.
- 비타민
- 미량원소

주 : 인트라리피드®(20%)는 250 ml(= 500 kcal)를 주 1~2회로 해도 좋다.

50%포도당액 : 800 ml(1,600 kcal, 포도당농도는 혈당치를 보면서 서서히 올린다)
Neoamiyu® : 200 ml(아미노산 12.2 g, 총질소량 1.62 g, 48.8 kcal)
10% NaCl 액 : 40 ml(=Na 68 mEq)
$CaCl_2$ 주사액(2% $CaCl_2$) 1A (=20 ml, Ca = 0.36 mEq)
KCl 주사액 1A (=20 ml) : K 로서 40 mEq (고칼로리 수액을 개시할 때는 K–free로 하는 편이 안전)
네오라민멀티V® 주 : 1A (=5 ml)
Elemenmic® 주 : 1A (=2 ml)
인트라리피드® (20%) : 100 ml(=200 kcal)
총수액량 : 약 1,200 ml
칼로리 : 약 1,850 kcal
NPC/N : 1,111
Na^+ : 68 mEq
K^+ : 40 mEq

표 3–3. 고칼로리 수액의 1례[11]

11 역주 - Elemenmic(Ajinomoto 社). Fe, Mn, Zn, Cu, I를 함유한 미량원소 보충제.
Neolamin Multi V (日本化薬,科研), 고칼로리수액용 종합비타민 주사액
관심있는 독자들은 다음 인터넷싸이트를 참조하기 바란다.
http://www.e-pharma.jp/allHtml/3229/3229501A1027.htm
http://www.e-pharma.jp/allHtml/3179/3179515F1057.htm

side memo 5

아미노산에 대해서

혈액투석중 아미노산 상실량은 필수아미노산이 약 300 mg/hr, 총아미노산의 상실량은 1 g/hr에 이른다.

이전에는 요소가 비필수아미노산으로 재이용된다는 점을 근거로, 소량의 필수아미노산만 투여하는 필수아미노산요법이 제창되었다. 그 목적에 따라 만들어진 아미노산제제가 Amiyu®인데, 아르기닌이 함유되어 있지 않아서 고암모니아혈증, 의식장애의 가능성이 지적되었으며, 또 요소로부터 합성되는 비필수아미노산은 미량에 지나지 불과해서 질소평형의 유지에도 도움이 되지 않는다. 따라서 필수아미노산과 마찬가지로 비필수아미노산도 동시에 투여해야한다는 관점에서 만들어진 아미노산제제가 Neoamiyu®, Kidmin®(Otsuka)이다. 이 제품들은 필수아미노산에 더해서, 비필수아미노산도 함유되어 있다(Neoamiyu®는 한올제약에서 수입하여 국내시판 중).

제 4 장

급속히 신기능이 악화되는 환자의 매니지먼트

근년 급성신부전이라는 개념을 대신해 급성신장손상(acute kidney injury : AKI)라는 개념이 도입되어, 진단, 치료에 패러다임 쉬프트(paradigm shift)가 일어나고 있다.

급속히 신기능이 악화되는 환자의 매니지먼트는 원인질환, 합병증 등을 고려하면서, 케이스-바이-케이스의 어려운 판단이 요구된다. 특히 투석을 시행할 타이밍의 판단은 투석전문의라도 결정하기 힘든 경우가 많다.

1 급성신장손상(acute kidney injury : AKI)이란

Point

급성신장손상(acute kidney injury : AKI)의 정의

- 「48시간 이내의 급격한 신기능저하로, 혈청 Cr 수치가 0.3 mg/dl 이상 또는 50% 이상 증가, 또는 소변량이 0.5 ml/kg/hr 미만으로 6시간이상 지속되는 때」에 AKI라 진단한다.
- 추가로 혈청 Cr 수치의 상승정도와 소변량을 기준으로 병기를 stage 1, 2, 3 으로 한다.

이전 급성신부전의 정의는「혈청 Cr 수치가 2.0~2.5 mg/dl이상으로 급속히 상승하는 것(기저에 신기능저하가 있는 경우에는 혈청 Cr 수치가 이전의 50% 이상 상승한 것), 또는 혈청 Cr이 0.5 mg/dl/day 이상, 혈청요소질소(serum UN)가 10 mg/dl/day 이상의 속도로 상승하는 것」이라 되어 있었지만, 명확한 정의는 없고 제각각이었다. 급성신부전의 역학연구나 각종치료법의 효과를 비교하기 위해, 국제적으로 공통된 급성신부전의 정의, 진단기준이 필요했다.

그래서 급성신부전의 치료와 예방에 관한 콘센서스와 에비던스에 기초한 가이드라인을 작성하기 위해 집중치료전문의와 신장전문의의 제안으로 Acute Dialysis Quality Initiative(ADQI)가 만들어졌다. 그들이 제창한 것이 RIFLE 분류이다. ADQI의 멤버에 다른 신장전문의 및 집중치료전문의를 더해, 더욱 국제적인 조직인 Acute Kidney Injury Network(AKIN)이 조직되어, RIFLE 분류의 개정판인 AKIN 분류가 제창되었다(표 4-1). 급성신부전의 모든 병태를 포괄적으로 나타내는 AKI라는 용어도 여기서 정의되었다. 앞으로는 이 AKIN에 의한 AKI의 정의, 분류를 기준으로, 임상 및 조사·연구가 시행되는 것이다.

Stage	혈청 크레아티닌(Cr)	소변량
1	혈청 Cr 0.3 mg/dl 이상의 증가, 또는 혈청 Cr이 1.5～2배의 상승	소변량 0.5 ml/kg/hr 이하가 6시간이상 계속
2	혈청 Cr이 2～3배의 상승	소변량 0.5 ml/kg/hr 이하가 12시간이상 계속
3	혈청 Cr이 3배 이상 상승, 또는 혈청 Cr 4 mg/dl 이상으로, 0.5 mg/dl 이상의 급속한 상승(신대체요법환자는 stage 3로 한다.)	소변량 0.3 ml/kg/hr 이하가 24시간이상 계속, 또는 무뇨(anuria)가 12시간이상 계속

(Mehta RL : Crit Care 11 : R31, 2007)

표 4-1. AKIN 분류

AKIN 분류의 특징은 혈청 Cr 0.3 mg/dl 라는 작은 변화조차 예후에 영향을 준다는 에비던스에 기초한다는 점이다. 또 혈청 Cr의 변화만이 아니라, 소변량 감소만으로도 판단할 수 있게 되어 있다. 이것은, GFR이 급격히 저하되고 있을 때에는, GFR이 떨어져도 노폐물이 축적되어 혈청 Cr이 오르는 데는 시간이 걸리므로, 혈청 Cr은 GFR을 정확히 반영하지 못 한다는 사실에 근거한다.

2 AKI에 대한 접근

(1) 신전성 · 신성 · 신후성 AKI

AKI의 감별진단을 하는 경우, 그 원인 병소를 해부학적으로 신전성, 신성, 신후성으로 분류하는 것이 실용적으로 이해하기 쉽고 임상적으로도 유용하다. 신전성(腎前性)이란 신장혈역학의 이상(저혈압, 순환혈액량감소, 신혈관의 긴장도(tone)의 이상 등)에 의한 것, 신성(腎性)은 사구체, 세뇨관간질, 신혈관의 이상에 의해 신실질의 장해가 일어난 것, 신후성(腎後性)은 신우뇨관, 방광, 요도 등의 병변에 의해 소변배출에 장해를 일으킨 것이다.

원외에서 발생한 경우 대부분은 신전성인 것에 반해, 원내 발병인 경우는 신성이 가장 빈도가 높고, 특히 ICU 환자에서 보이는 AKI의 약 80%는 신성이다. 신후성에서는 ICU 이외의 병동이나 원외발병의 약 20%를 점한다. 원외 발병 AKI는 대부분 그 원인이 단일하며 예후도 나쁘지 않은데 반해, 원내 발병 AKI는 원인이 다장기부전, 감염증, 혈행동태 불안정 등 여러가지이며 예후도 나쁘다.

이 분류를 근거로 AKI의 접근방법에 대해 아래에서 논한다(그림 4-1).

(2) 긴급사태에 대응

AKI를 만나면, 먼저 긴급히 대처해야 할 것인지 아닌지를 판단한다. 긴급히 대처해야 할 것은,

- 중증의 요독증(의식장애, 경련, 심외막염 등)
- 치료저항성의 고칼륨혈증
- 고도의 체액과잉(체액과부하, 폐부종)
- 중증 대사성 산증

이다. 이런 상태를 보면 주저없이 혈액투석을 시행한다.

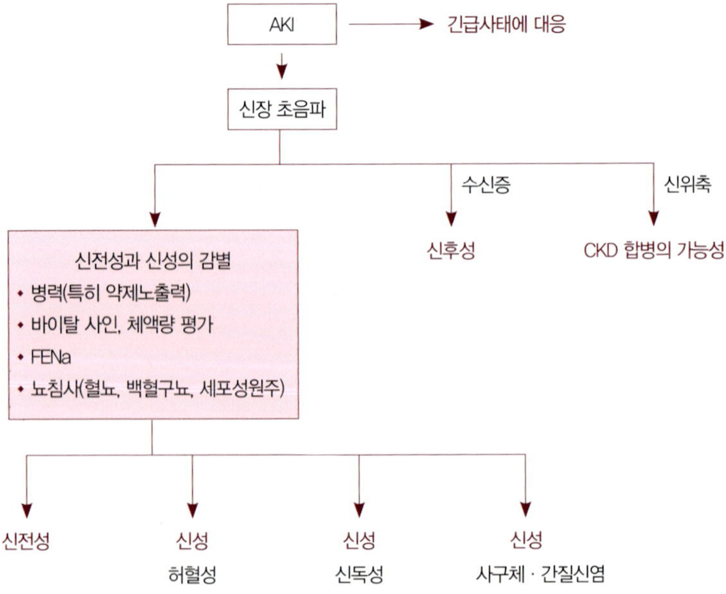

그림 4-1. AKI에 대한 접근

(3) 신후성 AKI의 제외

다음으로 시행할 것은 치료 접근이 전혀 다른 신후성 AKI를 제외하는 것이다. 신후성 AKI의 원인은 양측뇨관폐색이나 전립선비대에 의한 뇨폐 등으로, 치료는 비뇨기과와 협력하여 요관 카테터삽입, 신루조설 등을 통해 소변배출경로를 확보하는 것이다. 폐색을 해제할 수 있으면 AKI는 단번에 치유로 나아간다.

신후성 AKI의 진단에는 신장초음파가 유용하다. 수신증의 존재는, 신후성 AKI를 강력히 의심하게 하는 소견이다. 신후성 AKI라도 완전한 무뇨가 되는 경우는 드물기(전립선비대의 뇨폐 정도) 때문에, 수신증도 신장초음파로 확인하기는 상당히 힘들 수 있다. 따라서 병력을 잘 듣고 신후성 AKI가 의심되면, 신장초음파를 반복시행해 수신증을 확인한다. 반복해서 시행하는 것은 어렵지만 CT도 유용하다(그림 4-2). 또 후복막섬유증에서는 신우, 요관이 눌리고 졸려서, 요관확장소견을 볼 수 없는 경우도 있다.

또 신장초음파에서는, 수신증의 유무와 함께, 신장의 사이즈나 피질 에코의 휘도 상승 등으로 CKD의 합병유무도 알 수 있다.

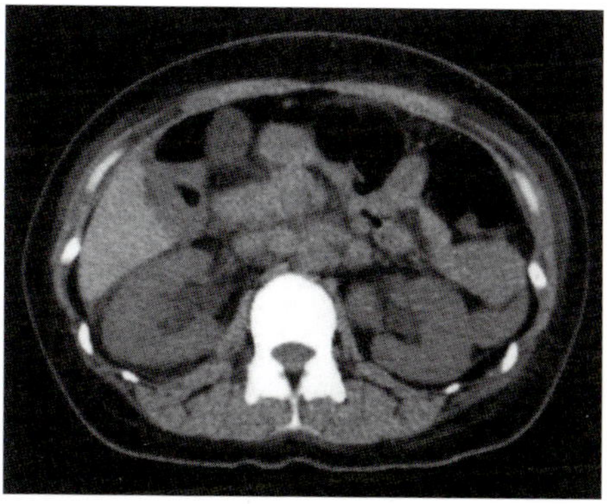

그림 4-2. 자궁경부암의 측방침윤으로 양측수신증을 확인한 신후성 AKI의 복부 CT 사진

(4) 신전성 AKI와 신성 AKI의 감별

신후성을 제외하였으면 신전성과 신성의 감별을 한다.

Point

신전성 AKI와 신성 AKI 감별진단의 포인트

- 병력
- 바이탈 사인, 체액량의 평가
- FE_{Na}
- 뇨침사(혈뇨, 백혈구뇨, 세포성원주)

a 병력

가장 중요한 것은 병력이다. 병력을 청취할 때의 포인트는 ① 베이스라인의 혈청 Cr 수치, ② 체액량 감소나 혈압저하를 일으킬 가능성이 있는 에피소드(구토, 설사, 발열, 감염 등), ③ 신독성을 일으키는, 또는 혈행동태에 영향을 줄 수 있는 약제나 물질의 노출력, ④ 기존의 CKD나 심혈관질환, 고도동맥경화병변의 합병 등이다.
심도자 검사나 심장대혈관의 수술은 신전성이나 허혈성 AKI 외에도 조영제신증, 콜레스테롤 색전증, 동맥 클램핑으로 인한 횡문근융해증 등을 유발한다.

b 바이탈 사인, 체액량의 평가

진찰소견에서 가장 중요한 것은 바이탈 사인과 체액량의 평가이다.

c FE_{Na}

나트륨 배설 분획(FE_{Na} : fractiona excretion of sodium)은 신전성 AKI와 신성 AKI를 구별하는 지표로서 이용된다. 사구체에서 여과된 Na에 대해 소변으로 배설된 Na의 비율을 나타낸 것으로 다음 식으로 계산한다.

$$FE_{Na}(\%) = \frac{\text{urine sodium} \times \text{serum creatinine}}{\text{serum sodium} \times \text{urine creatinine}} \times 100(\%)$$

신전성에서는 사구체에서 여과된 Na를 보다 많이 재흡수하기 때문에, 소변중 Na는 적어져 결과적으로 FE_{Na}가 낮아진다. 신성 AKI에서는 세뇨관장애로 인해 Na 재흡수가 저하되어 FE_{Na} 가 높아진다.

- 신전성 AKI에서는 $FE_{Na} < 1\%$ (대부분의 경우 0.1% 이하)
- 신성 AKI에서는 $FE_{Na} > 1\%$

다만 FE_{Na}는 신전성이 아니어도 현저한 신혈관 수축이 일어나는 병태나 요로폐색의 초기에는 1% 미만이 될 수 있다. 신전성도 오래가면 신성 AKI가 되어 FE_{Na}는 상승한다. 따라서 FE_{Na} 단독으로 진단할 수는 없고 몇 가지 지표와 종합하여 해석해야 한다.
또 이뇨제를 쓰고 있으면 Na의 재흡수를 방해하여 필연적으로 FE_{Na}가 높은 값으로 나오므로, 이 때는 FE_{Na}를 쓸 수 없다. 이뇨제 사용시에는 요소질소배설분회(FE_{UN})이 유용하다. 신성인 경우는 $FE_{UN} > 35\%$, 신전성인 경우는 $FE_{UN} < 35\%$가 된다.

d 소변검사 소견

사구체성 혈뇨(dysmorphic RBC), 백혈구뇨(pyuria), 세포원주(cellular cast)가 보이는 경우는, 급성간질성신염이나 사구체신염이 의심된다. 급성간질성신염의 전형적인 소견은 발열, 호산구증가(혈액, 소변), 피부 발진이지만, 그런 전형적인 증례는 적고, 현미경적 혈뇨나 백혈구뇨 쪽이 유용하다. 신염을 의심하면, C3, C4나 ANA, ASO, ANCA(MPO-ANCA, PR3-ANCA), Anti-GBM antibody 등을 검사한다.

(5) 신전성 · 신성 · 신후성 AKI의 원인질환

신전성·신후성·신성 AKI의 원인질환에는 다음과 같은 것이 있다.

a 신전성 AKI

- 유효순환혈액량의 절대적 감소 : 출혈, 체액량 감소
- 유효순환혈액량의 상대적 감소 : 울혈성심부전, 비대상성 간경변
- 신동맥협착·폐색
- 신혈행동태이상 : NSAIDs 사용, ACE inhibitor · ARB의 사용

b 신성 AKI

- 혈관성 : 혈관염(ANCA를 포함), 악성고혈압

- 급성사구체신염 : 감염후신염, 항GBM항체관련신염
- 급성간질성신염 : 약제성, 감염성
- 급성세뇨관괴사(허혈성)
- 급성세뇨관괴사[신독성(외인성)] : 항균제(아미노글리코시드계 항생물질, 암포테리신B 등), 조영제, 항암제(플라티뉴계 등)
- 급성세뇨관괴사[신독성(내인성)] : 헤모글로빈뇨·미오글로빈뇨에 의한 세뇨관폐색, 골수종신, 결정(chrystal)에 의한 요세관폐색(요산, acyclovir)

c 신후성 AKI

- 요로폐색 : 요로폐색, 양측요관폐색

(6) 경과불명의 신기능저하

지금까지의 경과를 알 수 없는 신기능저하인 경우, 그 환자의 신기능 저하가 만성신부전에 의한 것인가, 급성신부전에 의한 것인가를 판단할 필요가 있다. 가장 중요한 정보는 베이스라인 혈청 Cr 수치로, 최근에 채혈 데이터가 없는지 찾아본다. 많은 경우는 병력으로부터 명백해지지만, 병력을 알 수 없는 경우 등에서는 신장 초음파에서 신장의 크기(표준적으로 장경이 10 cm보다 작으면, 만성의 병변이 있다고 생각한다)가 기준이 된다. 그러나 당뇨병성신증, 아밀로이드증, 다발성낭포신 등은 예외적으로 사이즈가 보존된다. 그 외에 빈혈, Ca·P 이상도 방치된 만성신부전에서 일어나기 쉽다.

3 보존적치료

Point

AKI의 보존적치료로는,

- 체액량관리
- 혈압관리
- 식사(고칼로리, 염분 · Ca · P의 제한)
- 신독성물질의 중지나 회피
- 고칼륨혈증에 대한 대처
- 대사성산증에 대한 대처

가 필요하게 된다.

여기에서는 체액량관리, 혈압관리를 중심으로 서술한다.

(1) 체액량관리 : EGDT에 준거한다

체액량이나 신관류압의 유지를 위해서는 패혈증치료의 Gold Standard가 된 EGDT(early goal-directed therapy : 조기목표지향요법)를 기준으로 시행한다.

Point

- 중심정맥압(CVP) : 8~12 mmHg
- 평균동맥압(MAP) : ≧65 mmHg, ≦90 mmHg
- 소변량 : ≧0.5 ml/kg/hr
- 중심정맥산소분압(ScvO2) : ≧70%

이 4가지 항목을 ICU 입실 6시간까지 달성한다.

다만 EGDT 가이드라인에 따르면 상당한 수액부하가 되어서, AKI의 경우에는 체액량과잉이 되는 경우가 있다. 따라서 AKI에서 EGDT를 따르는 경우, 목표달성을 위해 과잉수분을 투여해 버릴 위험성이 있는 점을 인식해 항상 체액량모니터링을 하고, 막연히 수액을 지속하지 않도록 감량 또는 중지해서, 체액량과잉이 되지 않도록 하는 점이 중요하다.

(2) 수액제제의 선택

AKI에서의 수액요법은 원칙적으로 K-free로 하며, EGDT를 따라 순환혈장량 유지를 목적으로 세포외액 보충액(생리식염수, 젖산 링거액) 또는 알부민액 등의 교질액 투여를 시행한다. 동맥혈가스분석과 혈청 K를 연속적으로 측정하여 필요에 따라 수액제제를 변경한다.

a 세포외액 보충액

세포외액 보충액으로는 생리식염수가 제1선택이지만, 생리식염수는 젖산 링거액에 비해 희석성 대사성산증을 일으키기 쉽다. 하루에 수 리터이상의 급속수액 주입을 하는 경우에는 젖산 링거액이 더 적절하다.

b 교질액

SAFE시험에서는 알부민제제와 생리식염수 사이에 환자의 예후 차이가 없다는 결과가 나왔지만, 알부민제제는 저알부민혈증을 합병한 패혈증 환자에서 결정질(crystalloids)보다 우월할 가능성이 있다. 그러나 코스트나 혈액제제란 점을 고려하면 루틴한 사용은 바람직하지 않다. 교질삼투압 저하에 따른 유효순환혈장량이 저하된 경우 등, 증례에 따라 선택적으로 사용을 고려한다. HES(Hydroxyethyl starch)는 AKI의 빈도를 높일 가능성이 있으므로 사용하지 않는다.

(3) 승압제

저용량(renal dose)의 도파민은 오랫동안 AKI의 예방효과, 치료효과가 있다고 여겨졌지만, 현재는 무효라는 것이 판명되어 있다. ANZICS(Australian and New Zealand Intensive Care Society)의 연구에서는 저용량(2 μg/kg/min) 도파민에 예후개선 또는 투석회피 효과가 없다는 결과가 나왔다. 메타해석에서도 소변량 증가 효과는 있지만, 신부전의 진행이나 사망률은 감소시키지 않는 것으로 나왔다. 그래서 현재 AKI 예방, 치료목적의 저용량 도파민 사용은 추천되지 않는다. 그러나 카테콜아민으로서의 승압 및 이뇨작용을 기대한 도파민 사용을 부정하는 것은 아니다.

노르에피네프린은 강한 혈관수축작용으로 신허혈을 유발하여, 신장에 부정적인 효과가 있을 것으로 염려되었다. 그러나 실제로 통상량의 사용에서는 그렇지 않으며, 임상사용량의 노르에피네프린은 신보호적인 효과가 있음이 시사되었다. 도파민과의 비교에서도 RCT에서 신보호작용이 우월함이 확인되었다.

(4) 이뇨제

furosemide의 유효성에 대해 다양한 보고가 있지만, furosemide 자체에 신독성이 있기 때문에 사용은 신중히, 그리고 단기간으로 제한해야 한다. furosemide는 최근의 관찰연구나 메타해석에서 신장 예후나 생명 예후를 개선하는 바가 없는 것으로 나타났다. 특히, 핍뇨환자에서는 furosemide가 거꾸로 예후를 악화시킬 가능성마저 있다. 다만 실제 임상현장에서 체액과잉에 대한 대책이나 영양수액의 여유확보를 목적으로 이뇨제를 사용하고 싶은 경우는 많다. 그런면에서 현실적인 이뇨제의 사용법에 대해 기술한다.

- 신전성의 요소가 없음을 확인하고, 신전성의 요소가 있으면 그 치료를 우선한다.
- 핍뇨의 경우, 다량의 furosemide(100 mg 정도, 최대 200 mg) bolus 투여에 반응하지 않으면 효과가 없다고 판정. 소변 반응이 있는 경우는 blous로 반복 투여, 또는 지속투여한다.

4 혈액투석 치료

보존적인 치료에도 신기능이 개선되지 않는 경우는 혈액정화요법을 검토한다. 그러나 AKI에서 혈액정화요법을 (1) 어느 타이밍에 개시해야 하는가, (2) 어떤 방법으로(지속혈액정화로 할지 간헐적혈액정화로 할지), (3) 얼마의 투석량으로 해야하는가, 등에 관해서 어느 것이나 에비던스가 없는 것이 현실이다.

최근 크리티칼케어 영역의 새로운 치료인 EGDT로 인해 상당한 수액부하를 시행하면서, AKI 합병례에서 체액과잉이 되는 경우가 많아져 투석의 필요성이 증가되고 있다.

투석도입의 타이밍에 대해 명확한 가이드라인은 존재하지 않지만, 저자의 사견(私見)을 정리해 본다.

Point

AKI에 있어서 혈액투석 개시의 시기 : 다음의 어느 하나라도 해당하면, 혈액투석을 시행한다.

- 2~3일간의 핍뇨
- UN > 60 mg/dl 또는 10 mg/dl/day 이상의 상승
- 혈청 Cr > 4 mg/dl 또는 0.5 mg/dl/day 이상의 상승
- 내과적인 치료에 반응하지 않는 혈청 K > 6.0 mEq/*l* (특히, 심전도이상을 동반한 것)
- HCO_3^- < 15 mEq/*l*
- 호흡곤란을 동반한 폐부종
- 중등의 요독증 증상(출혈경향, 심막염, 중추신경증상 등)

참고로, AKIN이 제창하는 혈액투석의 도입기준을 게재한다(표 4-2).

<table>
<tr><td rowspan="7">대사이상</td><td>BUN > 76 mg/dl</td><td>상대적 적응</td></tr>
<tr><td>BUN > 100 mg/dl</td><td>절대적 적응</td></tr>
<tr><td>Hyperkalemia > 6 mEq/l</td><td>상대적 적응</td></tr>
<tr><td>Hyperkalemia > 6 mEq/l(심전도이상을 동반)</td><td>절대적 적응</td></tr>
<tr><td>Hyponatremia</td><td>상대적 적응</td></tr>
<tr><td>Hypermagnesemia > 8 mEq/l</td><td>상대적 적응</td></tr>
<tr><td>Hypermagnesemia 〉 8 mEq/l + 무뇨, 건반사저하</td><td>절대적 적응</td></tr>
<tr><td rowspan="3">산증</td><td>pH > 7.15</td><td>상대적 적응</td></tr>
<tr><td>pH < 7.15</td><td>절대적 적응</td></tr>
<tr><td>메트포르민과 관련된 젖산혈증</td><td>절대적 적응</td></tr>
<tr><td rowspan="3">무뇨/핍뇨</td><td>RIFLE class R</td><td>상대적 적응</td></tr>
<tr><td>RIFLE class I</td><td>상대적 적응</td></tr>
<tr><td>RIFLE class F</td><td>상대적 적응</td></tr>
<tr><td rowspan="2">체액과잉</td><td>이뇨제 반응성</td><td>상대적 적응</td></tr>
<tr><td>이뇨제 비반응성</td><td>절대적 적응</td></tr>
</table>

표 4-2. AKIN이 제창하는 혈액투석의 도입기준

[주]	Serum Cr	소변량
RIFLE class R	1.5배 이상의 상승	0.5 ml/kg/hr 이하가 6시간 이상
RIFLE class I	2배 이상의 상승	0.5 ml/kg/hr 이하가 12시간 이상
RIFLE class F	3배 이상의 상승 또는 혈청 Cr 4 mg/dl 이상인 경우 0.5 mg/dl 이상의 급격한 상승	0.3 ml/kg/hr 이하가 24시간 이상 또는 무뇨가 12시간 이상

AKI에서의 투석도입 가이드라인에는 아직 명확한 것이 없기 때문에 더욱 더, 투석을 도입하는 때에는 왜 투석을 시작하는지를 정확히 확인하는 것이 중요하다.

- 소변량 감소 : 이뇨제의 투여에도 개선되지 않고 핍뇨가 수일간 계속되면, 투석의 적응이 된다.
- 높은 Cr 수치, 높은 UN 수치 : 그 자체만으로는 꼭 투석의 적응이 되지 않지만, 소변량이 감소하며 나날이 Cr이 상승 할 것 같은 케이스에서는 투석이 필요.
- 고칼륨혈증 : 탈수의 보정, GI(glucose-insulin) 요법 등으로도 콘트롤이 되지 않으면 투석의 적응이다. 특히 심전도이상을 동반한 고칼륨혈증은 절대적 적응이다.
- 폐부종, 심부전 : 기본적으로는 투석의 적응이지만, 가벼운 정도라면 이뇨제를 트라이해도 좋다. 너무 (비투석 치료를) 고집하지 말고 투석을 고려한다.

판단이 어려운 경우는 다음과 같은 케이스이다. 소변량은 700~800 ml 나오고, 혈청 Cr은 5 mg/dl로 높지만 혈청 Cr의 상승경향은 없다. 그러나 수술후감염증이 콘트롤되지 않고 폐사진은 계속 하얗다. 최근 수일간 더욱 위중한 느낌이 심해지고 있다. 이런 경우, 무엇을 지표로 투석을 시행하는 것인가에 대한 확실한 근거가 없으면, 그대로 쭉 투석을 하게 된다. 투석은 결코 마법의 치료법은 아니다. 혈액투석으로 가능한 것은 체액량 콘트롤, 전해질 보정, 노폐물 제거 정도 밖에 없다. 물론, 애매하면 투석을 해보자는 것도 현실적인 생각이다. 다만 투석이 가능하냐 하는 것은 시설의 맨파워에도 상당히 의존한다. 특히 CRRT에서는 더욱 그러하다.

항상 정말로 투석이 필요한 것인가, 투석을 함으로써 병태의 어떤 부분이 개선될 것인가를 생각하고, 투석 후에 실제로 개선되었는지를 확실히 평가해서 피드백하는 것, 그것이 유능한 투석의의 요건이라고 생각한다.

5 지속적 신대체요법(CRRT)

(1) 총론

지속적신대체요법(continuous renal replacement therapy : CRRT)에는 여러가지 치료 모드(mode)가 있고 각각의 치료 모드에 어려운 이름이 붙어있기 때문에, 레지던트에게는 문턱이 높다. 주된 치료 모드를 들면, 다음과 같다.

- 지속적혈액투석(continuous hemodialysis : CHD)
- 지속적혈액여과(continuous hemofiltration : CHF)
- 지속적혈액여과투석(continuous hemodiafiltration : CHDF)

CHD는 천천히 지속적인 혈액투석(HD), CHDF는 천천히 지속적인 혈액여과투석(HDF), CHF는 천천히 지속적인 혈액여과(HF). 단지 그뿐이다. 다만 한가지「간헐적」과 다른 포인트를 들면,「지속」의 경우, 여과액과 투석액을 공유해서 1개의 백에 든 액체를 사용한다는 점이다. (일본건강)보험에서 투석액량과 보충액량의 1일 총량이 정해져 있으므로, 시간당 투석 효율은 통상 HD의 1/60~100정도가 되는 셈이다.

HD, HF, HDF의 구분은 단순히 투석액량, 여과량의 조건 변경에 의한 것이고, 연속적인 스펙트럼으로 이해하면 좋다. 투석액량과 여과량에 변화를 줌으로써 병태에 따른 최적의 치료가 가능하다. CHD는「여과량을 영(zero)으로 설정한 CHDF」, CFH는「투석액량을 영(zero)으로 설정한 CHDF」라 생각하면 된다. 어느 하나를 영(zero)으로 설정하면 장치는 간소화할 수 있겠지만, 실제로는 CHD와 CHF는 거의 시행되지 않는다. 따라서 CRRT ≒ CHDF라 생각해도 괜찮다.

Point

CRRT ≒ CHDF라 생각해도 괜찮다.

간헐적 혈액정화라는 것은 통상의 만성혈액투석과 마찬가지로 격일로 시행하는 것을 가리키지만, 급성혈액정화법의 다양화로 간헐요법도 연일, 더욱이 장시간 요법을 선택할 수 있게 되면서 지속요법과의 차이가 작아지게 되었다. 야간의 맨파워(인력)가 없는 시설에서는, 지속요법이 아니라, 8시간 정도를 매일 시행(SLED라 부름 → side memo (6) 참조)하는 것으로 거의 CRRT와 같은 효과를 기대할 수 있게 되었다.

CRRT의 적응은 순환동태가 불안정해서 간헐적인 혈액정화를 견딜 수 없는 환자라는 것이다. 통상 간헐적인 혈액정화라고 하면, 하루 걸러 2일분의 용질제거와 수분제거를 시행하므로, 그것을 견뎌낼 수 없으면 천천히 투석하는 수 밖에 없다. 따라서 CRRT에서는「지속」이라는 점이 중요한 것이 아니라,「천천히」라는 점이 중요하다.

Point

CRRT는「지속」이 중요한 것이 아니라,「천천히」하는 것이 주안점(主眼點).

side memo 6

SLED

sustained low efficieny dialysis(SLED, 지속 저효율 혈액투석)이라 불리는 치료법은 CRRT와 간헐적혈액정화요법의 중간적인 치료강도를 목적으로 한 치료모드로, 단위시간당 투석량을 절반 정도로 낮추고, 대신 치료시간을 4시간에서 8~10시간으로 연장시킨다. SLED는 ICU에서 치료할 중증환자에 있어서도 양호한 용질, 수분제거가 가능하며 순환동태에 미치는 영향도 CRRT와 크게 다르지 않다. 또 치료를 하지 않는 시간이 늘어나므로, 적절한 물리치료도 할 수 있고, 의료자의 부담도 저다는 등의 메리트가 있다. 중증의 AKI 치료에서는 설비-인력 면에서 가능하다면 여전히 CRRT가 제1선택이다. 다만 출혈성소인, 회복기로 이행중, 설비-인력 면에서의 곤란 등의 이유가 있으면, SLED도 하나의 선택지로서 고려해도 좋다.

맨파워가 없는 시설이라면, 천천히 주간에만 혈액정화를 시행하고, 밤에는 OFF 하는 수 밖에 없다. 이런 경우는 CRRT라고는 할 수 없지만, 그것은 명칭의 문제일 뿐이고 목적에서「천천히」라는 점은 공통이다.

(2) CHDF의 적응

Point

CHDF의 적응은 순환동태가 불안정하여, 간헐적인(intermittent) 혈액정화를 견뎌낼 수 없는 환자.

기본적으로 CHDF의 적응증은 간헐적인(intermittent) 혈액정화요법을 견뎌낼 수 없는 환자이다. CHDF의 또 한 가지 효능으로서 급성기의 병태에 있어서 염증성 싸이토카인이나 매개인자의 제거가 지적되기도 하지만, 현시점에서 그것을 증명할 확고한 과학적 증거는 없다.

또 실제로 CHDF를 시행하는 경우에 안정이 확보되느냐도 중요한 문제이다. 의식이 뚜렷한 증례나, 진정이 충분치 않은 환자에서는 CHDF의 시행이 어렵다. 션트가 있다고 해도, 션트를 쓰는 것은 위험하므로 투석 카테터를 사용할 필요가 있다.

신부전 이외의 적응으로서는 전격성간염(fulminant hepatitis) 또는 수술후 간부전, 중증급성 췌장염이 (일본)보험적용을 받았지만, 췌장염에 대한 효과는 에비던스가 확립되어 있지 않다.

(3) CHDF의 구체적인 설정방법

Point

CHDF에서 정해지지 않으면 안 되는 것은 다음 3가지이다.

(1) 투석액유량(dialysate flow rate : Q_D)

(2) 치환액(보충액)유량[replacement (subsstitution) flow rate : Q_S]

(3) 제수속도(blood fluid removal rate) [실제로는 여과액(배액)유량(Q_E)을 설정하게 되며, 제수속도 = $Q_E - Q_D - Q_S$ 가 된다.]

혈류량(blood flow rate : Q_B)은 기본적으로 100 ml/min 정도로 하는 경우가 많다.

CHDF의 경우, 투석액과 보충액을 공유하고 있다. 그리고 거기에 쓰이는 보충액(Sublood® BS 등)의 1일 사용량도 제한이 있다. 1일 Sublood BS는 (일본)보험에서 15~20 *l* 정도로 제한되어 있다. 그렇게 되면, 투석액과 보충액으로 사용할 수 있는 양은 합쳐서 700 ml/hour 정도가 된다. 700 ml를 투석액과 보충액으로 나누어 쓰는 것이다(그림 4-3).

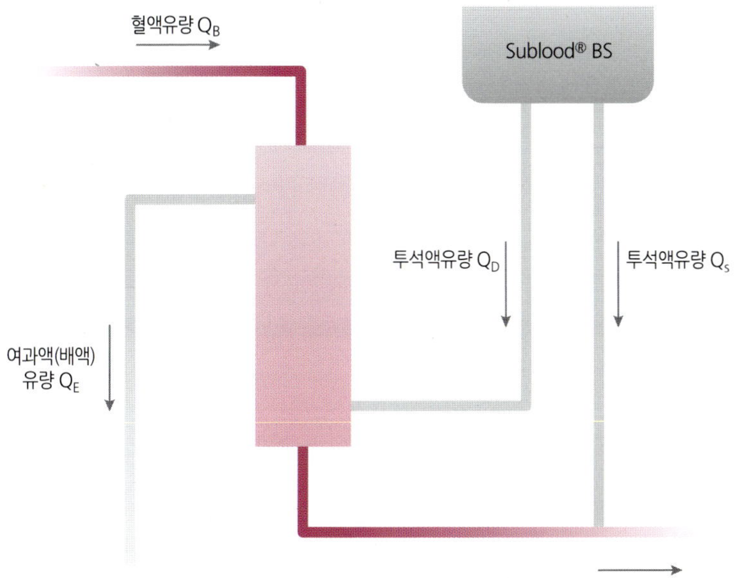

그림 4-3. CHDF 회로도

투석액과 보충액을 어떤 비율로 나눠야 할지에 대한 명확한 지침은 없다. 본원에서는 통상 투석액 300 ml/hour, 보충액 400 ml/hour 로 설정하고 있다. 간헐적인 혈액투석에서는 일반적으로 투석액유량이 500 ml/min(=30,000 ml/hr)이므로, CHDF의 투석액유량은 1/100인 셈이다.

수분제거는 환자의 상태에 따르지만, 200 m*l*/hour 이상은 하지 않는 편이 좋다. 예를 들어, 수분제거를 100 ml/hour(하루 2.4 *l*의 제수량)으로 설정하면, Q_D=300, Q_S=400, Q_E=Q_S+Q_D+제수량 = 300 + 400 + 100 = 800 으로 설정하면 된다. Q_B=100 으로 한다.

중분자량(中分子量) 물질의 제거효율을 높이고 싶다면 치환액유량을 올린다. 반대로 소분자량 물질의 제거효율을 높이고 싶다면 투석액량을 올리지만, 실제로는 Q_D와 Q_S의 비율을 변화시키는 경우는 별로 없다.

Point

CHDF 설정례(그림 4-4)

- Q_D(투석액펌프)=300
- Q_S(보충액펌프)=400
- Q_F(여과펌프)=Q_S+Q_D+수분제거량=400+300+100=800(제수량은 시간당 100 ml로 한 경우)
- Q_B(혈액펌프)=100

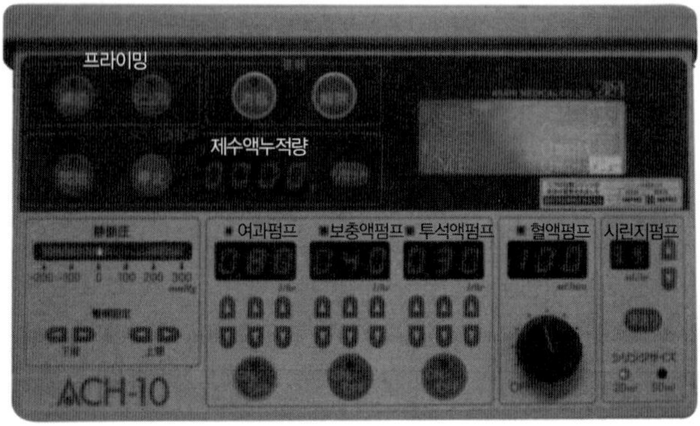

그림 4-4. CHDF 설정례

항응고제는 출혈소인이 없다면 헤파린을 사용하지만, CRRT를 시행할 정도의 AKI는 중증인 경우가 많아, nafamostat를 사용하는 경우가 많다. 이런 경우 그 사용량은 30 mg/hour가 표준이다. nafamostat를 써도 CRRT에서는 장시간이 되므로 출혈을 조장하는 경우가 있다.

다이얼라이저(CHDF용의 다이얼라이저는 정식으로 헤모필터라 부르지만 기본적인 구조는 같다. CHDF용으로의 승인 유무 차이이다)는 천천히 하는 것이 기본이므로, 막면적이 작은 것을 사용하는 경우가 많다. 투수성은 높지만, 알부민 투과성이 낮고 항혈전성이 좋은(혈전이 잘 생기지 않는) PAN막 등의 합성막을 많이 쓴다.

본원에서 성인용으로 준비하고 있는 것은 PS막(膜)으로

- Excelflo® AEF-10 (Asahi Medical Co., Ltd., 막면적 1.0 ㎡)
- Excelflo® AEF-07 (Asahi Medical Co., Ltd., 막면적 0.7 ㎡)

의 2가지로, 환자에 체중에 맞게 선택한다.

side memo 7

탈혈-반혈루트에 따른 혈액정화법의 분류

탈혈-반혈루트에 따른 혈액정화법의 분류가 있다. 지속적혈액투석의 경우, 동맥에서 탈혈-정맥으로 반혈하면 CAVHD(continuous arteriovenous hemodialysis), 정맥에서 탈혈-정맥으로 반혈하면 CVVHD(continuous venovenous hemodialysis)라고 부른다. A-V 방식은 동정맥압력차를 이용하여, 천천히 혈액투석을 시행하는 방법이지만, 현재는 탈혈을 동맥에서 하더라도 혈액펌프를 쓰는 경우가 많아, 굳이 탈혈루트를 명기(明記)할 필요가 없기 때문에 지금은 그다지 이런 분류는 하고 있지 않다.

side memo 8

High-flow CHDF

여기서 설명한 혈액정화는 천천히 하는 것이 목적이므로 통상의 혈액투석에 비해 투석량은 1/60 정도로 적게 하지만, 천천히가 아니라 통상과 같은 투석량을, 그것도 장시간, 지속적으로 하고 싶은 케이스도 있다. 이런 경우, 투석액량을 늘린 CHDF라는 것으로, High-flow CHDF라 불린다. 이런 경우는 투석액을 Sublood® 등을 쓰지 않고, 통상의 개인용 투석기로 만든다.

제 5 장

아페레시스(Apheresis)

아페레시스는 혈장교환을 바탕으로 한 혈액정화요법이다. 아페레시스의 대상이 되는 질환은 신경질환, 자가면역질환 등 제한적인 것이지만, 적응을 잘 고려해서 적절히 시행하면 극적인 효과를 기대할 수 있는 병태도 있다.

다만 대상질환이 드물기 때문에 증례수를 축적하기가 어려워서, 아페레시스의 적응증, 치료방법 등에 대해서는 충분한 에비던스가 확립되어 있지 않은 경우가 많다. 고가의 치료이므로 보험적용도 검토하지 않으면 안된다.

레지던트에게는 아페레시스의 회로나 컬럼이 복잡하게 보일지도 모르지만, 이론적으로 생각하면 어렵지 않다. 본장을 읽고 아페레시스의 기본을 이해하여, 아페레시스가 필요한 증례를 담당하게 되어도 자신감을 가지고 치료에 임하길 바란다.

1 총론

아페레시스(apheresis)라고 불리고 있는 혈액정화요법에는, 혈장교환(plasma exchange : PE), 이중막여과법(double filtration plasmapheresis : DFPP), 혈장흡착법(plasma adsorption : PA), 직접혈장흡착법(direct hemoperfusion : DHP), 백혈구제거법 등이 있다.

아페레시스의 기본치료는 PE이다. 병인관련물질을 함유한 혈장을 통채로 폐기하여, 병인관련물질을 제거하는 치료이다. PE의 경우, 폐기한 혈장과 동량의 신선동결혈장(fresh frozen plasma : FFP) 또는 알부민액 등의 치환액을 보충할 필요가 있다. 혈액제제는 고가이고, 특히 FFP에서는 감염의 리스크가 높기 때문에, 치환액을 줄일 목적으로 개발된 것이 DFPP나 PA이다. DFPP는 혈장을 사이즈에 따라 분획하여 병인관련물질을 포함한 분획만을 폐기함으로써, 치환액을 대폭 줄이는 것이 가능하다. 또 PA에서는 혈장을 폐기하지 않으므로 치환액은 필요하지 않다.

간부전, 혈전성미소혈관병증(thrombotic microangiopathy : TMA)에서는 병인관련물질을 제거하는 것 이외에 응고인자의 보충을 목적으로 FFP를 이용한 PE가 시행된다.

아페레시스의 적응질환이라면,

① 혈관내의 액성인자(humoral factor)가 병태에 관여하고 있는 질환일 것

② 그 액성인자가 혈장교환에 의해 제거될 것

③ 아페레시스에 의해 임상적으로 개선이 증명되어 있을 것

을 만족하지 않으면 안되지만, 일본에서 보험적용이 되어 있는 질환이라도, 에비던스가 충분히 확립되어 있지 않은 것도 있다. 한편, 유효성이 보고되어 있어도, (일본에서는) 보험적용이 되지 않는 질환도 있으므로 주의가 필요하다. 일반적으로 아페레시스는 고비용 치료이므로, 적응을 충분히 검토한다.

Point

- 아페레시스(apheresis)에는 혈장교환(PE), 이중막여과법(DFPP), 혈장흡착법(PA), 직접혈장흡착법(DHP), 백혈구제거법 등이 있다.
- 아페레시스의 기본은 PE로, 치환액을 줄일 목적으로 DFPP나 PA가 개발되었다.
- 아페레시스는 고비용의 치료법이므로, 보험적용, 에비던스의 양면을 충분히 검토하여 적응을 고려한다.

2 혈장교환(PE)

(1) PE(plasma exchange)

PE는 혈액으로부터 병인관련물질을 함유한 혈장을 분리하여 폐기함으로써 병인관련물질을 제거함과 동시에, 폐기된 혈장과 같은 양의 FFP나 알부민액 등을 투여한다.

혈장을 분리하는 방법은 중공사막필터(막형혈장분리기)를 사용하는 것이 일반적이다. 원심분리법도 있지만 성분헌혈이나 말초혈 줄기세포채취 등 특수한 용도로만 쓰인다. 혈장분리기로 분리된 혈장은 그대로 파기되고, 같은 양의 치환액을 투여한다(그림 5-1).

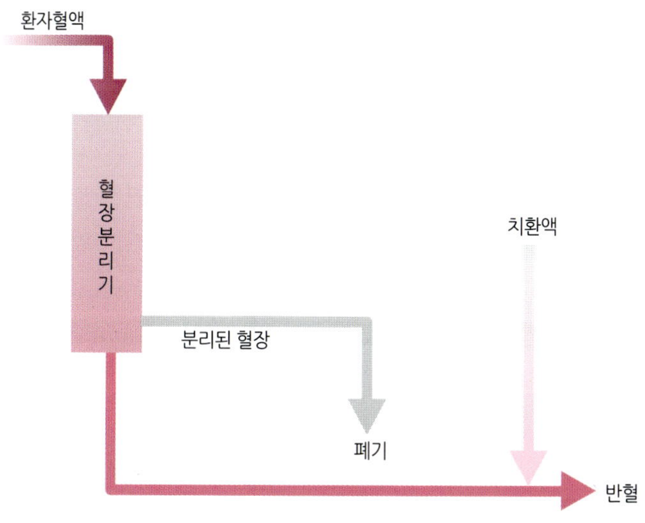

그림 5-1. 혈장교환의 회로도

Point

PE를 시행할 때 고려할 점은,

① 치환액을 무엇으로 하는가

② 혈장을 얼마나 폐기하는가(=치환액을 얼마나 투여하는가)

③ 어떤 스케줄(총회수, 연일 이어서 할지, 간격을 띄워서 할지)로 시행하는가

이다.

(2) 치환액은 무엇으로 하는가

치환액으로서는 FFP나 알부민액을 쓴다.

a FFP

FFP는 고가이기도 하고, 감염의 리스크가 있다. 그 때문에 치환액으로서 FFP를 제 1선택으로 하는 것은 다음의 2가지 케이스이다.

- 간부전을 보이는 질환 : 응고인자 보충
- 혈전성미소혈관병증 : 혈소판활성화 억제인자의 보충

FFP에는 혈액제제 유래의 감염 리스크, 구연산(citrate) 과량부하, 알칼리증, Na 부하, 아나필락시스 반응 등의 부작용이 있다. FFP는 항응고제로 구연산나트륨을 함유하고 있어, PE시행으로 대량의 FFP를 투여하면 구연산에 의해 혈중 이온화 Ca이 킬레이트(chelate) 되면서 저칼슘혈증에 빠질 우려가 있다. 저칼슘혈증의 대처법으로 FFP 1 단위마다 Ca gluconate(8.5%) 1 ml 정도를 치료중에 정맥측회로로 지속주입하거나, PE와 혈액투석을 연결해 혈액투석을 하면서 PE를 시행한다. FFP에는 비교적 대량의 항응고제가 함유되어 있어정상 혈장에 비해 상당히 희석되어 있다(총단백질은 5.0 g/dl 정도).

b 알부민액

FFP를 사용하지 않는 경우에는 알부민액을 사용한다. 농도는 5%를 쓰는 경우가 많지만, 순환동태가 확보되지 않은 때에는, 더 고농도의 알부민액을 쓰는 경우도 있다.

Point

PE의 치환액으로서 FFP를 쓰는 것은 간부전으로 응고인자의 보충이 필요한 케이스와 혈전성미소혈관병증이다. 그 외의 경우는 알부민액을 쓴다.

(3) 치환량은 얼마로 하는가

치환량을 얼마로 해야할지에 대해서 정확한 기준은 없다. 본원에서는 FFP의 경우, 40 단위를 표준량으로 하고 있는데 그 배경을 적어 본다.

치환량을 고려할 때에는 체내혈장량(plasma volume : PV)를 기준으로 한다. 체내의 혈액량은 대략 체중의 7%로 잡는다. 혈장량은 혈액량의 (1-Hct/100)배이므로, PV는 다음과 같은 식으로 구할 수 있다.

$$PV(l)=\left(1-\frac{Hct}{100}\right)\times 0.07\times 체중(kg)$$

치료에 필요한 혈장교환량은 통상 1~1.5 PV라고 한다. PE의 주된 치료 타겟은 IgG이다. IgG는 혈관 밖에도 분포하고 있는데, 혈관 밖에서 안으로의 이동이 비교적 느려서 1~1.5 PV의 치료 직후에는 약 1/3~1/4로 저하되지만, 시간이 지나면 약 1/2로 리바운드한다.

체중 60 kg, Hct 35%라면, 위의 식에 의해 PV=2.73 l이다. 1~1/5 PV의 교환을 시행하는 것이라면, 혈장처리량 2.73~4.1 l라는 것이 된다. FFP는 5 단위 팩이 450 ml이다. 따라서 FFP 40 단위=3,600 ml가 되고, 그것은 상기의 1~1.5 PV에 딱 맞아들어 간다. 알부민액을 이용하는 때에도, FFP 40 단위와 같은 양인 3,600 ml를 표준량으로 하고 있다.

(4) 스케쥴

a 총회수

총회수에 대해서는, (일본)건강보험상 제한이 설정되어 있다. 그것을 상한으로 하며, 실제로 몇 회 시행할 것인지는 임상소견, 각종 마커의 추이를 봐서 정하게 된다.

b 연일(連日) 할 것인가, 간격을 띄워서 할 것인가

가능한 한 조기에 혈장 농도를 낮추고 싶은 경우에는, 연일치료를 시행하는 것이 바람직하다. Goodpasture 증후군에서 생기는 폐포출혈(alveolar hemorrhage) 등의 중증례에서는 연일치료를 시행한다. 한편, 체내의 IgG 총량을 매회 치료로 효율적으로 감소시키기 위해서는, 치료간 간격을 두어서, 혈관 밖에서 안으로 물질 이동이 종료된 후에 시행하는 것이 좋다. 또 (일본)보험상 정해져 있는 아페레시스의 시행회수나 혈액제제의 사용량에는 한도가 있기 때문에, 적은 치료회수로 더 효율적으로 IgG를 제거하고 싶은 경우에는 간격을 두고 하는 편이 좋다.

PE는 알부민, 글로불린을 포함해 모든 단백질을 파기하는 비특이적인 제거이다. 그러나 제거된 단백질에는 반감기 차이가 있다. 반감기가 긴 것은 IgG와 알부민이다(IgG는 22일, 알부민은 17일). 다수의 응고인자는 반감기가 짧아서 알부민까지 보충되면, PE에 의해 IgG가 선택적으로 제거되는 셈이 된다. 다만 응고인자 중 피브리노겐(fibrinogen)이나 응고인자 제 13번은 반감기가 길고 생산속도가 느리기 때문에 치료를 반복함에 따라 저하되기 쉽다.

(5) PE의 실제

vascular access에서 탈혈된 혈액은 일정 속도 Q_B(혈류량은 60~120 ml/min 정도로 하는 것이 일반적. 혈류량이 느려지면 회로내응고의 리스크가 증가한다.)로 회로를 흐르며, 먼저 막분리장치(membrane plasma separator)에서 혈장이 분리된다. 막분리장치는 혈구 이외의 모든 단백질이 통과할 수 있도록 구멍이 난 투석용 다이얼라이저라 생각하면 이해하기 쉽다. (공경(pore size)은 약 0.3 ㎛) 본원에서는 막분리장치로 Plasmaflo®(Asahi-Kasei Kuraray)를 이용하고 있다. 막면적에 의해,

- OP-02W (막면적 0.2 ㎡)
- OP-05W (막면적 0.5 ㎡)
- OP-08W (막면적 0.8 ㎡)

의 3 종류가 있어서 체중에 따라 선택해 쓴다. 통상 OP-05W를 쓴다.

혈장분리를 너무 급격하게 시행하면 용혈이 일어나므로, 서서히 분리율을 증가시켜서 최종적으로 30% 정도를 상한으로 한다. 분리된 혈장은 그대로 폐기되고, 폐기된 혈장과 동량의 FFP 또는 알부민을 회로에 주입한다. 따라서 PE에 걸리는 시간은 Q_B 설정과, 분리율, 혈장교환량으로 결정된다. 예를 들어, 4,000 ml의 혈장교환에서 Q_B =100 ml/min, 분리율 20% 일 경우에 200분이 걸린다.

항응고제는 헤파린이나 나파모스타트를 사용한다.

(6) 적응질환

적응질환은 전격성간염(fulminant hepatitis), 수술후간염, 급성간부전, 약물중독, 중증 류마티스관절염, 전신성홍반성루푸스(SLE), 중증근무력증(Myasthenia gravis), 길렝-바레 증후군(Guillain-Barré syndrome), 다발성골수종, 마크로블로불린혈증(macroglobulinemia), 혈우병, HUS/TTP, 중증 혈액형부적합임신, 천포창(Pemphigus vulgaris), 유천포창(Bullous pemphigoid), 다발성경화증, 만성염증성탈수초성다발신경병증(Chronic inflammatory demyelinating polyneuropathy), 국소분절사구체경화증 (FSGS), 가족성 고콜레스테롤혈증, 폐색성동맥경화증(ADO), ABO혈액형부적합 또는 항림프구항체양성 동종신이식(ABO blood group incompatible transplants, or positive T-cell cross-match). 다만 각각의 질환에서 중증도 등에 의해 제한이 있고, (일본)보험에서 인정되는 회수도 정해져 있다.

side memo 9

TTP와 HUS

혈전성혈소판감소성자반증(TTP)과 용혈성요독증증후군(HUS)은 용혈성빈혈, 혈소판감소, 신기능 장애라는 공통된 징후를 보인다. TTP는 동요성(fluctuating) 신경정신증상이 중심인 반면, HUS에서는 신장 장애가 유의하게 보였기 때문에 예전에는 구별되었다. 하지만 최근에는 혈전성미소혈관장해증(TMA)으로 포괄해 불리게 되었다.

TTP/TMA에서는 vWF–cleaving protease인 ADAMTS–13(a disintegrin and metallopro-teinase with thrombospondin type 1 motifs 13)의 효소활성이 있어서 현저히 낮은 경우가 많다. 하지만 병원성대장균감염증에 동반된 HUS/TMA에서는 거의 정상이다.

FFP 치환을 통한 PE는 TTP/TMA의 치료에 효과적이다. inhibitor 및 초고분자량 vWF 중합체의 제거, ADAMTS–13과 정상 vWF의 보충이 시행되기 때문이라고 생각된다. ADAMTS–13 활성이나 inhibitor 측정은 결과를 신속히 확인할 수 없기 때문에, TTP/TMA라 진단하게 되면 그 검사결과를 기다리지 않고 PE를 시행한다.

3 이중막여과법(DFPP)

(1) DFPP(double filtration plasampheresis)

DFPP는 혈장분리기(1차막)에서 분리된 혈장을 다시 혈장성분분획기(2차막)에 통과시켜, 막공(膜孔)을 통과하지 못하는 큰 병인관련물질(글로불린이나 LDL 콜레스테롤 등)을 막내에 분리농축시켜 파기한다. 막공을 통과하는 알부민 등은 환자의 체내로 되돌려진다. 2차막은 막공의 크기가 다른 것이 여러 가지 있으므로, 선택적으로 사용해서 분자량이 다른 병인관련물질을 선택적으로 제거할 수 있다. 이런 방법에 의해 혈장폐기량을 감소시킬 수 있다(그림 5-2).

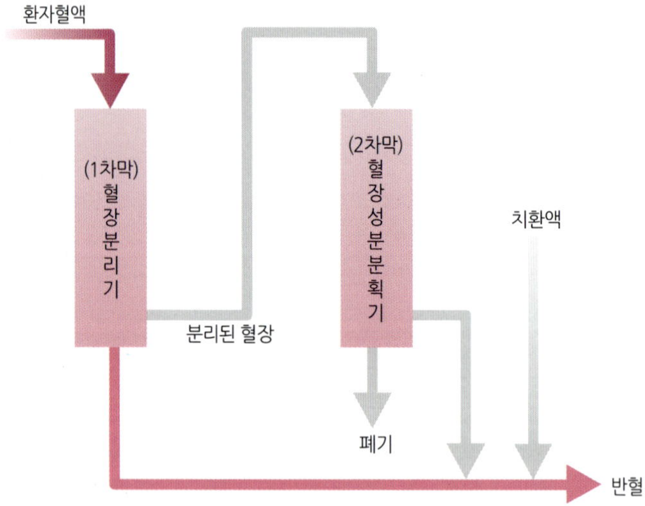

그림 5-2. 이중막여과법의 회로도

(2) 2차막에 대해서

DFPP에서는 목표로 하는 제거물질의 사이즈에 따라 이차막을 선택한다. 일반적으로 IgG를 표적물질로 할 때는 작은 공경(EC-20W), IgM이나 LDL을 표적으로 하는 때는 큰 공경의 것을 사용한다. (IgM은 EC-40 W, LDL, VRAD치료는 EC-50 W)

본원에서 사용하고 있는 혈장성분분획기(2차막)는 Cascadeflo®(Asahi Kasei Kuraray)이다.

- EC-20W(공경 0.01 μm)
- EC-30W(공경 0.02 μm)
- EC-40W(공경 0.03 μm)
- EC-50W(공경 0.03 μm)

처리량의 결정은 체내분포량과 혈관내외의 이행성(移行性)을 상정해서 결정한다. 예를 들어, 지단백이나 IgM에서는 혈관내 분포만을 대상으로 하므로 1 PV를 처리하는 것에 비해, IgG에서는 혈관외 분포량이 60~70%로 혈장의 약 2배이면서 혈관내외의 이행에 다소 시간지연(time lag)이 있음을 감안해 1.5 PV를 선택해 격일로 시행한다. IgM에서는 약 80%가 혈관내에 분포하기 때문에 1회의 치료로도 충분한 효과를 기대할 수 있다.

(3) 치환액에 대해서

DFPP에서는 PE보다 치환액을 줄일 수 있다. EC-20W에서는 용량으로 약 1/5, 알부민양으로는 약 1/3이 된다. 이차막의 공경에 따라 치환액양은 달라진다. 분자량이 큰 LDL이나 C형 간염 바이러스를 제거대상으로 하는 경우, 많은 환자에서 치환액이 필요하지 않다.

DFPP의 폐기액은 교질삼투압 물질이 많이 포함되어 있어, 단백질 농도가 낮은 FFP는 치환액으로서 사용되지 않고 통상적으로 고농도 알부민액이 사용된다.

(4) 적응

DFPP를 제 1선택으로 하는 질환은 다음과 같다.

- 자가면역질환 : 응고인자, 정상 면역글로불린의 보충이 불필요한 것.
- 이식전 동종신이식, 혈액형부적합 임신 : 젊은 층의 증례가 많고, 혈액제제의 리스크를 회피하고 싶은 질환
- 다발성골수종의 일부, 마크로글로불린 혈증 : hyperviscosity syndrome(IgM 증가)을 보이는 질환
- Hyper-LDL cholesterolemia
- 만성 C형 바이러스 간염 : 인터페론 요법과 병용하는 치료법을 VRAD라 한다.

side memo 10

혈장냉각여과법(cryofiltration)

DFPP의 변형으로서 혈장냉각여과법이라는 방법이 있다. 일차막과 이차막 사이에서 혈장을 4℃ 정도까지 냉각해 크라이오겔(cryogel)을 형성시켜, 그것을 2차막으로 걸러 제거한다.

side memo 11

VRAD(virus removal and eradication by DFPP)

DFPP와 IFN을 병용함으로써 조기에 바이러스를 음성화시키는 치료방법. 만성 C형 간염 바이러스의 serogroup 1(genotype Ⅱ(1b))형으로, 직전 인터페론 요법(IFN)을 시행하고 나서 혈중 HCV-RNA 정량 > 100 KIU/ml 이상인 증례가 대상. DFPP의 이차막은 직경 55～65 nm의 HCV가 제거가능한 EC-50 W을 이용하고, 혈장 보충은 필요없다.

4 혈장흡착(PA)

(1) PA(plasma adsorption)

혈장분획기로 분리한 혈장을 흡착 컬럼에 흘려 병인관련물질을 특이적, 선택적으로 흡착제거하는 방법이 혈장흡착법이다. 혈장을 폐기하지 않으므로 치환액이 불필요하다. 일본에서는 특히 자가면역성 신경·근질환에 사용되는 경우가 많다(그림 5-3).

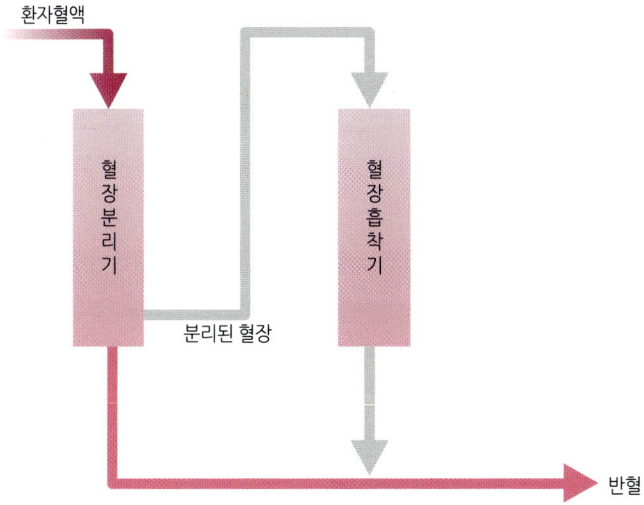

그림 5-3. 혈장흡착의 회로도

흡착의 경우는 흡착량에 한계가 정해져 있어, 그 한계를 넘어서는 흡착을 해도 흡착량이 늘지 않는다. 혈장의 처리량은 각 컬럼에 따라 결정되어 있다. Liposorber® LA-15는 재활성화를 거치면 다시 흡착가능해진다.

ACE 억제제는 키니나제(kininase)를 억제하므로 bradykinin의 농도를 높여 쇼크를 유발한다.[12] 그래서 Immusorba® TR-350, Liposorber® LA-40S, LA-15, Selesorb®에서는 ACE 억제제가 병용금기로 되어 있다. 적어도 개시 1개월 정도 전에는 끊을 필요가 있다.

(2) 흡착기의 종류

ⓐ 소수성 아미노산을 이용한 컬럼

- Immusorba® TR-350 (Asahi Medical Co.)

트립토판을 리간드로 하여, 면역복합체, 아세틸콜린수용체 항체를 비롯해 여러 자가항체를 소수성 결합(hydrophobic bonding)에 의해 선택적으로 흡착제거한다. 중증근무력증, 다발성경화증, 길렝-바레 증후군, 만성염증성탈수초성다발신경병증(chronic inflammatory demyelinating polyneuropathy)이 적응증이다.

12 역주 - 음전하를 띈 물질(즉, column)에 혈액이 접촉하면, 혈관확장성분의 bradykinin이 생성된다. ACE(=kininase II)는 bradykinin을 분해하는 효소.

• Immusorba® PH-350 (Asahi Medical Co.)

페닐알라닌을 리간드로 하여, 면역복합체, 항DNA 항체, 류마티스 인자를 비롯해 여러 자가항체를 소수성 결합(hydrophobic bonding)에 의해 선택적으로 흡착제거한다. 전신성홍반성루푸스, 악성 류마티스관절염, 다발성경화증, 길렝-바레 신드롬, 만성염증성탈수초성다발근신경병증(chronic inflammatory demyelinating polyneuropathy)이 적응증이다.

ⓑ 황산 덱스트란(dextran sulphate)을 이용한 컬럼

• Liposorber® (LA-40S, LA-15) (Kaneka Co., Ltd.)

황산 덱스트란을 리간드로, apolipoprotein B와의 정전결합(electrostatic bond)을 형성하여 선택적으로 LDL을 흡착제거한다. 가족성 고콜레스테롤혈증, 폐색성동맥경화증, 국소분절사구체경화증이 적응증이다.

• Selesorb® (Kaneka Co., Ltd., Osaka, Japan)

황산 덱스트란을 리간드로 하여, 분자 크기의 차이를 이용해 LDL 흡착은 억제함으로써 면역복합체, 항 DNA 항체나 항카디오리핀 항체의 흡착능을 높인 것.[13] 전신성홍반성루푸스(SLE)가 적응증이다.

ⓒ 빌리루빈 · 담즙산을 흡착하는 컬럼

• Plasorba® BRS-350 (Asahi Medical), Medisorba® BL-300 (Kuraray Medical)

음이온교환수지(anion-exchange resin)인 스티렌디비닐벤젠 공중합체(copolymer of styrenedivinyl benzene)를 리간드로 하여, 음성하전된 빌루리빈 및 담즙산을 선택적으로 흡착제거한다. 수술후 간부전, 전격성간염이 적응증이다.

---

13 역주 - Selesorb bead의 크기는 Liposorber 보다 작아서, LDL과 같은 큰 물질들은 흡착하지 않고, anti-DNA antibody와 같은 더 작은 분자들만을 선택적으로 흡착할 수 있다.

5 아페레시스의 선택과 적용

PE, DFPP, PA의 3가지 아페레시스는, PA → DFPP → PE의 순으로 제거물질의 특이성이 낮아진다. 병인관련물질이 특정되어 있는 질환으로 (일본)보험적용이 되면, 혈액제제의 사용량을 적게할 수 있는 DFPP나 PA가 선택된다. 한편, 병인관련물질이 특정되지 않은 경우, 또는 응고인자 등의 보충을 필요로 하지 않는 경우에는 PE가 선택된다.

미국과 유럽에서는 자가면역성신경질환의 치료에 PE가 시행되는 경우가 많지만, 일본에서는 PA나 DFPP를 한 보고가 많다. 특수한 병태를 제외하고, 항 AchR 항체 양성례에서는 PA, 항 MuSK 항체(IgG4) 양성례에서는 DFPP가 추천된다. 다만 중등도 이상의 중증근무력증에 대하여 면역글로불린 정주(IVIG) 요법이 항 AchR 항체 양성, 항 MuSK 항체 양성 모두에 유효하다고 보고되어 있으며, 게다가 아페레시스와 IVIG의 비교에서는 IVIG의 비열성(non-inferiotity)이 다수 보고되어 있어 향후 치료방침은 바뀌어 갈 것으로 생각된다. 현시점에서 중증근무력증에 대한 IVIG의 (일본)보험적용은 없다.

6 직접혈액흡착(DHP)

직접흡착재에 혈액을 접촉시키는 것이 가능한 경우에는 혈장분리가 불필요하고, 혈액을 직접 흡착컬럼에 흡착시켜 병인관련물질 제거를 시행한다(direct hemoperfusion : DHP).

혈액흡착기로서는, 이하 3가지가 사용가능하다.

① 활성탄 흡착 (charcoal hemoperfusion)

② 엔도톡신 흡착

③ β_2-마이크로글로불린 흡착

(1) 활성탄 흡착 (Hemosorba® CHS-350 column (Asahi Medical))

세공구조를 가진 활성탄을 이용해 특정 리간드 없이 비선택적 흡착. 특정물질에 대한 흡착 선택성은 낮지만, 활성탄미세공의 직경에 따라 분자량 100~5,000 Da 정도의 물질에 대한 흡착률이 높다. 적응질환은 약물중독 및 간성혼수.

(2) 엔도톡신 흡착 (Toraymyxin® PMX-20R, PMX-05R (Toray Medical Co.))

폴리펩티드계 항생물질 polymixin B가 엔도톡신의 활성중심에 있는 리피드 A와 결합하는 성질을 이용한다. polymixin B가 고정화된 폴리스티렌유도체섬유를 충전한 혈액정화기. 혈중의 엔도톡신을 선택적으로 흡착제거한다. 적응질환은 그람음성균감염증 또는 엔도톡신 혈증에 동반된 전신성염증반응증후군(SIRS). (일본)보험에서는 2개가 한도.

(3) β_2-마이크로글로불린 흡착 (Lixelle® S-35, S-25, S-15 (Kaneka Co., Osaka, Japan))

리간드로 헥사데실(hexadecyl)기를 다공질의 셀룰로스 비즈(cellulose beads)에 고정화하고 있다. β_2-마이크로글로불린이 리간드 헥사데실(hexadecyl)기와 소수결합하여 흡착된다. 통상 혈액투석시에 다이얼라이저의 상류에 직렬로 접속해서 사용한다. (일본보험의) 적응은 투석아밀로이드증(수술 또는 생검으로 β_2-마이크로글로불린에 의한 아밀로이드 침착 확인, 투석후 10

년 이상, 수근관증후군 수술의 기왕력, 화상진단상 골낭포의 존재 이상을 모두 충족한 증례만), 통상은 S-35 컬럼을 사용하지만, S-35 사용 중 혈압저하를 보이는 경우에는 용량이 작은 S-25, S-15 컬럼을 사용한다.

7 백혈구제거요법

백혈구제거요법이란 혈액중의 백혈구 등을 흡착 · 제거하는 치료법이다. 비즈에 의한 과립구흡착제거(granulocytapheresis : GCAP)와 필터에 의한 백혈구제거요법(leukocytapheresis : LCAP) 이 있다.

(1) granulocytapheresis (GCAP) (Adacolumn® (Otsuka Pharma.))

궤양성대장염, 크론병이 적응

(2) leukocytapheresis (LCAP) (Cellsorba® EX, CS–100, CS–180S (Asahi Kasei Kuraray Medical Co. Ltd.))

궤양성대장염, 류마티스 관절염이 적응

CGAP와 LCAP의 가장 큰 차이는 제거가능한 세포의 종류이다. 과립구 · 단핵구라는 급성염증성세포는 양자 공통으로 제거가능하지만, LCAP에서는 만성지속염증 등에서 돌아다니는 림프구의 제거도 가능하다. 그러나 염증성 싸이토카인의 동태 등에서 양자가 다르기 때문에, 향후 병태, 에비던스 등과 맞춰서 치료법을 선택할 필요가 있다. 현시점에서는 양자의 선택적 적용에 명확한 기준은 없다.

8 아페레시스의 적응질환

아페레시스의 적응질환을 아래 표 5-1에 실었다(花房規男 : 부록 질환별적응치료법일람. 野入英世, 花房規男(編) : 『アフェレシス療法ポケットマニュアル』, 医歯薬出版, pp278-281, 2010 에서 일부변경).

일본보험적용질환	PE	DFPP	PA	DHP
다발성골수종	●	●		
마크로글로불린혈증	●	●		
전격성간염	●		Plasorba BRS	
약물중독	●			Hemosorba CHS
중증근무력증	●	●	Immusorba TR	
악성 류마티스 관절염	●	●	Immusorba PH	
SLE	●	●	Immusorba PH, Selesorb	
항카디오리핀항체 증후군			Selesorb	
TTP	●	●		
중증혈액형부적합 임신	●	●		
수술후 간부전	●	●	Plasorba BRS	
급성간부전	●	●		
다발성경화증	●	●	Immusorba PH, Immusorba TR	
만성염증성탈수초성다발근신경염	●	●	Immusorba PH, Immusorba TR	
길렝-바레 증후군	●	●	Immusorba PH, Immusorba TR	
천포창	●	●		
유천포창	●	●		
초점상사구체경화증	●	●		
HUS	●	●		
가족성 고콜레스테롤혈증	●	●	Liposorber	
폐색성동맥경화증	●	●	Liposorber	
중독성표피괴사증	●	●		
스티븐스-존스 신드롬	●	●		
혈우병	●	●		
동종신이식	●	●		
만성 C형 간염	●	●		
간성혼수				Hemosorba CHS
궤양성 대장염				
크론병				
류마티스 관절염				
투석 아밀로이드증				Lixelle
패혈증				Toraymyxin

표 5-1 아페레시스의 적응질환

PE : 혈장교환법, DFPP : 이중막여과법, DHP : 직접혈액흡착법, GCAP : 과립구제거요법, LCAP : 백혈구제거요법
(花房規男 : 부록 질환별적응치료법일람. 野入英世, 花房規男(編) : 『アフェレシス療法ポケットマニュアル』, 医歯薬出版, pp278-281, 2010 에서 일부변경)

GCAP, LCAP	일본 보험적응
	연속적 치료로 주 1회 한도, 3개월에 한함
	연속적 치료로 주 1회 한도, 3개월에 한함
	PE/PA: 연속적 치료로 대략 10회 한도
	PE : 연속적 치료로 대략 8회 한도 / DHP : 회수 한정없음
	연속적 치료로 월 7회 한도, 3개월에 한함
	주 1회 한도
	월 4회 한도
	연속적 치료로 주 3회 한도, 3개월에 한함
	PE/DFPP/PA : 연속적 치료로 대략 7회를 한도
	PE/DFPP : 연속적 치료로 대략 7회를 한도
	연속적 치료로 월 7회 한도, 3개월에 한함
	연속적 치료로 월 7회 한도, 3개월에 한함
	연속적 치료로 월 7회 한도, 3개월에 한함
	연속적 치료로 주 2회 한도, 3개월에 한함 / 중증도가 중등도 이상은 추가 3개월 산정
	연속적 치료로 주 2회 한도, 3개월에 한함
	연속적 치료로 3개월간에 한해 12회를 한도
	월 1회를 한도
	연속적 치료로 3개월간에 한해 10회를 한도
	연속적 치료로 8회를 한도
	연속적 치료로 8회를 한도
	연속적 치료로 수술 전은 4회, 수술 후는 2회를 한도
	5회를 한도
Adacolumn, Cellsorba EX	연속적 치료로 10회를 한도. 다만 전격성 환자에 대해서는 11회를 한도
Adacolumn	1회 코스(course)에 대해 주 1회를 한도로 5주간에 한함. 연속적 치료로 2회 코스를 한도로 함.
Cellsorba CS	연속적 치료로 1회 코스를 한도. 1회 코스(course)에 주 1회를 한도로 5주간으로 한도.

부록 1. 가이드라인

일본투석의학회

- 「透析液水質基準と血液浄化器性能評価基準 2008」日本透析医学会誌 41：159-167，2008
- 「2008年版 慢性腎臓病患者における腎性貧血治療のガイドライン」日本透析医学会誌 41 : 661-716, 2008
- 「透析患者における二次性副甲状腺機能亢進症治療ガイドライン」日本透析医学会誌 39：1435-1455，2006
- 「慢性血液透析用バスキュラーアクセスの作製および修復に関するガイドライン」日本透析医学会誌 38：1491-1551，2005
- 「2004年版　慢性血液透析患者における腎性貧血治療のガイドライン」日本透析医学会誌 37：1737-1763，2004

일본신장학회

- 「エビデンスに基づくCKDガイドライン2009」
  編集 : 日本腎臓学会, 発行 : 東京医学社, 2009
- 「CKD診療ガイド2009」
  編集 : 日本腎臓学会, 発行 : 東京医学社, 2009

해외

K/DOQI Guideline

(http://www.kidney.org/professionals/kdoqi/guidelines_commentaries.cfm)

K/DOQI Guidelines for CKD Care

- Diabetes and CKD
- Anemia in CKD
- CKD : Evaluation, Classification, and Stratification
- Bone Metabolism and Disease in CKD
- Bone Metabolism and Disease in Children with CKD

· Hypertension and Antihypertensive Agents in CKD

· Managing Dyslipidemia in CKD

· Nutrition in Children with CKD : 2008 Update

· Nutrition in Chronic Renal Failure

K/DOQI Guidelines for Dialysis Care

· Hemodialysis Adequacy

· Peritoneal Dialysis Adequacy

· Vascular Access

· Cardiovascular Disease in Dialysis Patients

부록 2. 참고서적

더 공부하기 원하는 분들께는 다음 서적들을 추천한다.

「Handbook of Dialysis 4th Edition」

John T. Daugirdas, Peter G. Blake, Todd S. Ing, Lippincott Williams & Wilkins, 2007

· 투석에 관한 가장 상세한 책. 다만 미국의 투석시설을 기본으로 쓰여 있어, 일본의 투석의료와는 맞지 않는 기술도 많다.

「透析療法マニュアル 改訂第7版」

監修:鈴木 正司, 編集:信楽園病院腎センター, 発行:日本メディカルセンター, 2010

· 개정을 거듭하고 있는 본격서

「透析患者への投薬ガイドブック—慢性腎臓病(CKD)の薬物治療 改訂第2版」

著者:平田純生、和泉智、古久保拓, 発行:じほう, 2009

· 투석환자의 투약에 관해서 단연 돋보이는 책. 총론과 데이터편의 2부로 되어 있고, 투석환자의 투약으로 고민스러운 때에는, 데이터편이 대단히 도움이 된다. 그리고 총론편을 한번 통독할 것을 권한다.

「アフェレシス療法ポケットマニュアル」
著者：野入英世, 花房規男, 発行：医歯薬出版, 2010

· 아페레시스에 대해서는 가장 잘 정리되어 있다.

「透析導入テキスト—慢性腎不全の患者さんのために」
編集：門川俊明, 発行：南江堂, 2005

· 환자와 의료종사자를 위해 정리한 책

「透析医が透析患者になってわかったしっかり透析のヒケツ—エビデンスに基づく患者さん本位の至適透析」
著者：鈴木一之, 発行：メディカ出版, 2009

· 투석전문의인 저자 자신이 투석환자인 경우도 있다. 대단히 설득력 있고 프랙티컬한 내용.